U0830905

高等职业院校教材

内科疾病诊疗学习指导及习题集

主　编：杨彩鸾

编　者：杨彩鸾　吴　婷

北京大学医学出版社

NEIKE JIBING ZHENLIAO XUEXI ZHIDAO JI XITIJI

图书在版编目（CIP）数据

内科疾病诊疗学习指导及习题集/杨彩鸾主编.
—北京：北京大学医学出版社，2012.8（2017.6 重印）

ISBN 978-7-5659-0421-9

Ⅰ.①内…　Ⅱ.①杨…　Ⅲ.①内科-疾病-诊疗-医师-资格考试-自学参考资料　Ⅳ.①R5

中国版本图书馆 CIP 数据核字（2012）第 156620 号

内科疾病诊疗学习指导及习题集

主　　编： 杨彩鸾
出版发行： 北京大学医学出版社
地　　址：（100191）北京市海淀区学院路 38 号　北京大学医学部院内
电　　话： 发行部 010－82802230；图书邮购 010－82802495
网　　址： http：//www.pumpress.com.cn
E - mail： booksale@bjmu.edu.cn
印　　刷： 北京瑞达方舟印务有限公司
经　　销： 新华书店
责任编辑： 陈　奋　**责任校对：** 金彤文　**责任印制：** 张京生
开　　本： 787mm×1092mm　1/16　**印张：** 9.5　**字数：** 240 千字
版　　次： 2012 年 8 月第 1 版　2017 年 6 月第 3 次印刷
书　　号： ISBN 978-7-5659-0421-9
定　　价： 23.00 元
版权所有，违者必究
（凡属质量问题请与本社发行部联系退换）

前　言

内科学是高职高专临床医学专业的重要基础核心课程之一，是临床执业助理医师考试的重要组成部分。为了顺应医学专科教学的改革，指导学生的内科学习及指明教学要求中的重点、难点，以提高学生临床实践工作能力和应考能力，我们特编写了此书。

《内科疾病诊疗学习指导及习题集》遵循临床执业助理医师考试大纲的要求，突出应用性、实践性、针对性，以掌握基本概念、基本理论、基本技能为重点。全书依据传统内科学教材的划分，有呼吸、循环、消化、泌尿、血液、内分泌及代谢、风湿性疾病共七个学习情境。每个学习情境按照学习要求，以疾病为任务，划分了若干个子情境。每一个学习任务都根据最新的执业助理医师考试大纲罗列出考纲内容，以便同学们在学习时明确学习的方向。在考点纵览及知识点中，展示了考纲要求的知识内容，供同学们学习。习题的编写依照大纲的要求，紧贴各项知识点，系统地收纳了历年来执业助理医师考试的真题，供同学们练习，及时反映课堂学习的效果。书后附有习题的参考答案，方便同学们核对并了解学习效果。

本书习题题型主要有：A 型题，每一道考试题下面有 A、B、C、D、E 五个备选答案，从中选择一个最佳答案；B 型题，提供若干组考题，每组考题共同使用在考题前列出的 A、B、C、D、E 五个备选答案，从中选择一个与考题关系最密切的答案，每个备选答案可能被选择一次、多次或不被选择。

编写分工：杨彩鸾老师负责呼吸、循环系统学习情境的编写，并与吴婷老师共同编写了消化系统、泌尿系统、血液系统、内分泌及代谢疾病和风湿性疾病等学习情境。由于作者的水平有限、时间仓促，如书中有不妥之处，还需老师和同学们指正，以便下一次修订时，能使本学习指导更加完善，更好地指导教与学！

杨彩鸾

2012 年 6 月

目　录

呼吸系统疾病学习情境

学习任务一　慢性阻塞性肺疾病

【考纲要求】

1. 概述
2. 病因和发病机制
3. 病理生理
4. 临床表现
5. 辅助检查
6. 诊断与鉴别诊断
7. 并发症、治疗及预防

【考点纵览及知识要点】

一、病因

1. 大气污染

2. 吸烟　是最主要病因。

3. 感染　是促使本病发生和发展的重要因素。常见致病细菌有肺炎链球菌、流感嗜血杆菌、甲型链球菌和奈瑟菌；常见致病病毒为鼻病毒、乙型流感病毒、副流感病毒等。

4. 过敏因素

5. 机体本身因素

（1）自主神经功能失调：副交感神经功能亢进。

（2）呼吸道防御功能下降。

（3）营养因素：营养不良。

（4）遗传因素。

二、病理生理

黏膜杯状细胞肥大、增生，分泌亢进，是慢性支气管炎（慢支）病人咳嗽、咳痰的病理基础。

三、临床表现

（一）症状

1. 咳嗽　是慢支的特征性表现，多在体位变动时出现，故晨起时较重。

2. 咳痰　慢支病人痰的特点是大量、白色、泡沫样。静置后可分为3层。

3. 喘息　部分病人可伴有。

4. 反复发作　是其特点。

（二）体征

缓解期可无特殊体征，急性发作期伴有明显感染时可有干、湿啰音和哮鸣音。晚期可有肺气肿征。

（三）临床分型和分期

1. 分型　单纯型：仅有咳嗽和咳痰。

　　　　喘息型：同时伴有喘息。

2. 分期　急性发作期：1 周内出现上述症状并加重。

　　　　慢性迁延期：咳痰、喘息任何一项迁延 1 个月以上。

　　　　缓解期：基本症状消失，或仅有轻咳，少量痰，持续 2 个月以上。

四、实验室和其他检查

1. 血象　急性期可有白细胞增高，中性粒细胞升高。
2. 痰液检查　痰培养可找到病原菌。
3. 胸部 X 线检查　肺纹理增粗、紊乱。
4. 肺功能检查　晚期可有通气功能障碍。

五、慢支的诊断标准

咳嗽、咳痰或伴喘息，每年发作持续 3 个月以上，连续 2 年或以上。并排除可引起上述症状的其他心肺疾病，如果每年发作不超过 3 个月，有明确的客观检查依据也可诊断。

六、慢性阻塞性肺疾病（COPD）的诊断标准

有慢性咳嗽、咳痰；气短或呼吸困难是 COPD 的标志性症状、有肺气肿征；肺功能检查为诊断金标准：$FEV_1/FVC<70\%$及 $FEV_1<80\%$预计值可确定为不完全可逆性气流受限。如果 $FEV_1\geq 80\%$预计值，在除外其他疾病后亦可诊断为 COPD。

七、鉴别诊断

与支气管哮喘、支气管扩张、肺结核、肺癌、尘肺相鉴别。

八、并发症

自发性气胸、肺部急性感染、肺源性心脏病。

九、治疗

控制感染、改善通气功能为首要。

十、预防

预防首先是戒烟。

【习题训练】

A 型题

1. 有关慢性支气管炎（慢支）发病的外因，错误的是

A. 长期吸烟与慢支发生有密切关系

B. 感染是慢支发生与发展的重要因素

C. 理化因素的慢性刺激为慢支的诱因

D. 气候寒冷为慢支发作的重要诱因

E. 慢支的发病与过敏因素无关

2. COPD 患者为改善其呼吸功能，主要措施为

A. 应用抗生素预防感染

B. 长期服用祛痰止咳药

C. 长期应用解痉平喘药

D. 长期吸入糖皮质激素

E. 进行呼吸肌功能锻炼

3. 慢性支气管炎急性发作期的主要治疗措施为

A. 控制呼吸道感染

B. 给予祛痰药物

C. 给予止咳药物

D. 应用解痉平喘药

E. 吸入糖皮质激素

4. COPD 最主要的并发症是

A. 肺源性心脏病

B. 肺肉质变

C. 肺脓肿

D. 纤维素性肺炎

E. 肺萎陷

5. 慢性支气管炎急性发作患者，伴发热。使用头孢他啶 2 周后体温曾一度降至正常，症状缓解。后再次出现发热，经检查，口腔黏膜有白念珠菌感染，此时抗生素拟改用

A. 红霉素

B. 氯霉素

C. 青霉素

D. 两性霉素 B

E. 环丙沙星

6. 慢性支气管炎急性发作伴细菌感染时，最主要的临床表现是

A. 咳嗽加重

B. 咳白色泡沫痰与黏液痰

C. 咳脓性痰且痰量增加

D. 肺部有哮鸣音

E. 肺底部有细湿啰音

7. 诊断阻塞性肺气肿，最有价值的是

A. PaO_2 低于正常

B. 残气量/肺总量＞40％

C. 第一秒用力呼气量/用力肺活量＜60％

D. 最大通气量低于预计值的 80％

E. 潮气量低于预计值的 80％

8. 慢性支气管炎有小气道阻塞时，最敏感的肺功能检查指标是

A. 第一秒用力呼气量占用力肺活量的比值减少

B. 残气容积明显增加

C. 呼吸道阻力增加

D. 闭合容量减少

E. 频率依赖性肺顺应性降低

9. 对年老体弱、痰量较多且无力咳痰的慢性支气管炎患者，不宜使用的药物为

A. 氧氟沙星

B. 溴己新

C. 羧甲司坦

D. 氨溴索

E. 可待因

10. 慢性支气管炎患者呼吸道感染时，最常致病的革兰阴性杆菌为
A. 肺炎克雷白杆菌
B. 流感嗜血杆菌
C. 大肠杆菌
D. 变形杆菌
E. 铜绿假单胞菌

11. 细支气管不完全阻塞所致的阻塞性通气障碍可造成
A. 肺不张
B. 肺纤维化
C. 支气管扩张
D. 气胸
E. 肺气肿

12. 男性，65 岁，吸烟 40 余年，慢性咳嗽，咳痰 20 余年。近 2 年来劳累时有气急。查体：两肺呼吸音减弱，肺下界下移，两肺底有细小湿啰音。最可能的诊断是
A. 大叶性肺炎
B. 肺气肿
C. 胸腔积液
D. 支气管哮喘
E. 气胸

13. 男性，50 岁。反复咳嗽、咳痰 4 年，近半年来发作时常伴呼吸困难。体检：双肺散在哮鸣音，肺底部有湿啰音。肺功能测定：一秒钟用力呼气容积/用力肺活量为 55%，残气容积/肺总量为 35%。诊断应考虑为
A. 慢性单纯型支气管炎
B. 慢性喘息型支气管炎
C. 支气管哮喘
D. 慢性支气管炎合并肺气肿
E. 支气管哮喘合并肺气肿

14. 男性，62 岁。慢性咳嗽 10 年，近半个月来出现阵发性干咳，持续痰中带血。X 线胸片显示左肺下叶不张。为明确诊断，最有意义的检查方法为
A. 纤维支气管镜检查
B. 痰细菌培养
C. 结核菌素试验
D. 肺功能测定
E. 血清癌胚抗原测定

（15～16 题共用题干）

男性，65 岁，慢性咳嗽、咳痰，15 年，近年来轻微活动即感气急，血气分析：PaO_2 9.3kPa（70mmHg），$PaCO_2$ 4.8kPa（36mmHg）。

15. 该患者的诊断应考虑为
A. Ⅰ型呼吸衰竭
B. Ⅱ型呼吸衰竭
C. 低氧血症
D. 高碳酸血症
E. 慢性阻塞性肺疾病

16. 根据血气分析结果，该患者的治疗措施最主要的是：
A. 控制性吸氧
B. 预防感染，加强呼吸功能锻炼
C. 卧床休息
D. 长期家庭氧疗
E. 控制呼吸道感染

B 型题

（17～19 题共用备选答案）
A. 呼吸性酸中毒
B. 代谢性酸中毒
C. 呼吸性碱中毒
D. 代谢性碱中毒

E. 呼吸性酸中毒合并代谢性碱中毒

17. 幽门梗阻病人可发生

18. 重度 COPD 病人可发生

19. 外科临床上最常见的酸碱失衡是

学习任务二　肺源性心脏病

【考纲要求】

1. 流行病学
2. 病因和发病机制
3. 临床表现
4. 诊断与鉴别诊断
5. 治疗

【考点纵览及知识要点】

肺心病是由于慢性肺、胸廓或肺血管疾病引起的肺循环阻力增加，肺动脉高压和右心室肥大，伴或不伴右心功能不全的一类心脏疾病。本病是临床上的常见病和多发病，患者年龄多在 40 岁以上。

1. 病因及病理生理　肺动脉高压形成是肺心病形成的主要病生理基础。缺氧是肺动脉高压形成的最重要病因。长期缺氧和二氧化碳潴留，引起肺小动脉收缩、红细胞增多、血液黏度增高等，使循环阻力增加，为形成肺动脉高压的功能性因素。

2. 临床表现　分肺心功能代偿期和失代偿期（右心衰及呼吸衰竭的表现）。

3. 并发症　肺性脑病、酸碱平衡和电解质紊乱、心律失常、上消化道出血、休克。

4. 辅助检查　有 X 线检查、心电图、超声心动图（注意右室流出量）、动脉血气分析。

5. 诊断　根据病史、症状、体征，辅助检查。

6. 鉴别诊断　与冠心病、风湿性心脏病、原发性心脏病鉴别。

7. 肺心病急性加重期的治疗原则　积极控制感染，通畅呼吸道和改善呼吸功能，纠正缺氧和二氧化碳潴留，控制呼吸和心力衰竭，即强心、利尿、抗感染。

【习题训练】

A 型题

1. 治疗肺心病心力衰竭的首要措施是

A. 卧床休息、低盐饮食　　B. 使用小剂量强心剂

C. 使用小剂量作用缓和的利尿剂　　D. 应用血管扩张剂减轻心脏负荷

E. 积极控制感染和改善呼吸功能

2. 慢性肺心病患者提示右心功能不全的主要体征是

A. 双下肢水肿　　B. 肝颈静脉回流征阳性

C. 心脏向左扩大　　D. 肺动脉瓣区第二心音（P2）亢进

E. 肝大，触痛阳性

3. 肺心病患者出现心室颤动、心搏骤停以致突然死亡最常见的原因是
A. 急性广泛心肌梗死
B. 急性严重心肌缺氧
C. 右心功能不全
D. 左心功能不全
E. 合并脑血管意外

4. 男性，65 岁，反复咳嗽、咳痰 20 年，1 周前受凉后畏寒、发热、咳脓痰、气急。体检：体温 37.5℃，呼吸急促，双肺呼吸音减弱，有较多湿啰音，下肢轻度水肿。最主要的治疗措施是
A. 控制肺部感染
B. 给予解痉平喘药
C. 给予止咳祛痰药
D. 低浓度持续吸氧
E. 应用利尿剂消肿

5. 男性，58 岁，反复咳嗽、咳痰 15 年，心悸、气急 3 年。体检：双肺叩诊呈过清音，呼吸音减弱，肺底部有湿啰音，剑突下心尖搏动明显，该处可闻及 3/6 级收缩期杂音，肺动脉瓣区第二音亢进。该病例最可能的诊断为
A. 慢性支气管炎（慢支）
B. COPD
C. COPD＋肺心病
D. 慢支＋风湿性心瓣膜病
E. 慢支＋冠心病

6. 男性，67 岁，肺源性心脏病急性加重期患者。血气分析：pH7.25，$PaCO_2$ 9.3kPa（70mmHg），HCO_3^- 30mmol/L；对其酸碱失衡的治疗措施应为
A. 静脉滴注 5%碳酸氢钠
B. 静脉滴注盐酸精氨酸
C. 给予利尿剂
D. 补充氯化钾
E. 改善通气功能

（7～8 题共用题干）

女性，55 岁，为慢性阻塞性肺疾病（COPD）患者。近年来轻微活动即感气急，咳嗽轻，咳痰少。血气分析：PaO_2 9.3kPa（70mmHg），$PaCO_2$ 4.8kPa（36mmHg）。

7. 该 COPD 患者病情发展已出现
A. Ⅰ型呼吸衰竭
B. Ⅱ型呼吸衰竭
C. 低氧血症
D. 高碳酸血症
E. 高钾血症

8. 根据血气分析结果，该患者的呼吸功能障碍为
A. 通气功能障碍
B. 换气功能障碍
C. 通气和换气功能障碍并存
D. 肺泡膜增厚所致弥散功能降低
E. 通气/血流比例降低

（9～13 共用题干）

女性，60 岁，反复咳嗽、咳痰 25 年，心悸、气促、下肢间歇性水肿 3 年，病情加重伴畏寒发热 1 周入院。体检；T 38℃，呼吸急促，口唇发绀，双肺叩诊过清音，中下肺有湿啰音；心率 110 次/分，心律齐，无杂音，双下肢重度水肿。

9. 该病例最适当的诊断应为
A. 慢性支气管炎（慢支）
B. COPD

C. COPD+肺心病　　D. 慢性阻塞性肺疾病
E. COPD+心肌病

10. 为明确诊断，首选的检查是
   A. 胸部X线检查　　B. 心电图检查
   C. 动脉血气分析　　D. 痰培养及药敏试验
   E. 血胆固醇和三酰甘油（甘油三酯）测定
11. 主要治疗措施应为
   A. 控制感染与改善呼吸功能　　B. 祛痰与止咳
   C. 解痉与平喘　　D. 低浓度持续吸氧
   E. 给予利尿剂和强心剂
12. 假设该病例呼吸困难突然进一步加重，右肺呼吸音明显较前减弱，应立即进行的检查是
   A. 胸部X线检查　　B. 心电图
   C. 动脉血气分析　　D. 肺功能
   E. 胸腔B超
13. 假设病情仍继续恶化，出现昏睡或昏迷，血气分析：PaO_2 6.7kPa（50mmHg），$PaCO_2$ 10.7kPa（80mmHg）。此时首先考虑的并发症为
   A. ARDS　　B. 脑出血
   C. 肺性脑病　　D. 感染中毒性脑病
   E. 脑栓塞

B型题

（14～15题共用备选答案）

A. 肺泡毛细血管急性损伤　　B. 支气管肺感染和阻塞
C. 肺弥散功能障碍　　D. 肺动脉高压
E. 肺性脑病

14. 肺心病发病的主要机制是
15. 肺心病出现精神障碍主要见于

学习任务三　支气管哮喘

【考纲要求】

1. 概念
2. 病因和发病机制
3. 临床表现
4. 辅助检查
5. 诊断与鉴别诊断
6. 治疗与预防

【考点纵览及知识要点】

一、定义

支气管哮喘是由多种细胞和细胞组分参与的气道慢性炎症性疾病，这种慢性炎症导致气道的反应性增高，通常出现广泛多变的可逆性气流受限，引起反复发作的喘息、气急、胸闷和咳嗽等症状。

二、发病机制

1. 免疫学机制　略。

2. 气道炎症　哮喘的炎症反应是由多种炎症性细胞、炎症介质和细胞参与的相互作用的结果。

3. 气道高反应性　表现为气道对各种刺激因子出现过强或过早的收缩反应，是哮喘发生发展的另一重要因素。支气管哮喘常有家族倾向，受遗传因素的影响。

4. 神经机制　支气管哮喘与β受体功能低下和迷走神经功能亢进有关。

三、临床表现

1. 症状

典型表现：发作性，伴有哮鸣音的呼气性呼吸困难或发作性胸闷和咳嗽。严重时可有端坐呼吸，干咳或咳大量白色泡沫痰、发绀等。

咳嗽变异性哮喘：咳嗽为唯一症状。

运动型哮喘：表现为运动时出现胸闷、咳嗽和呼吸困难。

2. 体征　发作时可有广泛的哮鸣音，呼气相延长。但轻度和非常严重哮喘发作时，哮鸣音可不出现，称为寂静胸。

四、实验室检查

X线、肺功能、血气分析、支气管激发试验和舒张试验。

五、诊断

1. 反复发作性伴有哮鸣音的呼气性呼吸困难，伴有胸闷或咳嗽。
2. 发作期双肺闻及哮鸣音。
3. 可经治疗或自行缓解。
4. 排除可引起喘息或呼吸困难的其他疾病。

症状不典型者需做支气管舒张试验、激发试验。

六、鉴别诊断

与心源性哮喘、慢性喘息型支气管炎、支气管肺癌及变态反应性肺浸润相鉴别。

七、治疗

分两个原则五种用药。

1. 脱离变应原　这是防治哮喘最有效的方法。

2. 药物治疗　①缓解哮喘发作（支气管舒张药）；②控制哮喘发作：注意治疗哮喘的气道炎症。

3. 急性期的治疗　①糖皮质激素；②拟肾上腺素；③茶碱类：氨茶碱；④色甘酸钠。

【习题训练】

A 型题

1. 支气管哮喘的本质是
   A. 一种自身免疫性疾病　B. 气道慢性炎症
   C. 支气管平滑肌可逆性痉挛　D. 支气管平滑肌内 β_2 受体功能低下
   E. 肥大细胞膜上 M 胆碱能受体功能亢进
2. 当支气管哮喘与心源性哮喘一时难以鉴别时，为缓解症状，可使用的药物为
   A. 毛花苷 C　B. 肾上腺素
   C. 氨茶碱　D. 吗啡
   E. 呋塞米
3. 咳嗽变异性哮喘正确诊断的依据是
   A. 咳嗽反复发作＞2 周　B. 抗生素治疗有效
   C. 支气管扩张剂能缓解　D. 无家族过敏史
   E. 中性粒细胞增高
4. 主要用于预防Ⅰ型变态反应所致哮喘的药物是
   A. 氨茶碱　B. 肾上腺素
   C. 特布他林　D. 色甘酸钠
   E. 异丙肾上腺素
5. 主要用于预防支气管哮喘的药物是
   A. 氨茶碱　B. 肾上腺素
   C. 特布他林　D. 色甘酸钠
   E. 异丙肾上腺素
6. 女性，25 岁。2 小时前清扫室内环境时突然出现咳嗽、胸闷、呼吸困难，追问病史，知其近 3 年来每年秋季常有类似发作。体检：两肺满布哮鸣音，心脏无异常。X 线胸片显示心、肺无异常。该病例应诊断为
   A. 慢性喘息型支气管炎　B. 外源性支气管哮喘
   C. 内源性支气管哮喘　D. 混合性支气管哮喘
   E. 心源性哮喘
7. 女性，30 岁，喘息、呼吸困难发作 1 天，过去有类似发作史。体检：气促、发绀，双肺满布响亮的哮鸣音，心率 120 次/分，律齐，无杂音。院外已用过氨茶碱、特布他林治疗无效。对该病例除立即吸氧外，首先应给予的治疗措施为
   A. 联合应用氨茶碱、特布他林静脉滴注　B. 联合应用抗生素静脉滴注
   C. 琥珀酸氢化可的松静脉滴注　D. 二丙酸倍氯米松气雾吸入
   E. 5%碳酸氢钠静脉滴注
8. 女性，35 岁，支气管哮喘重度发作 2 天，使用氨茶碱、沙丁胺醇、大剂量激素治疗

无效。体检：呼吸浅快，口唇发绀，神志不清，双肺哮鸣音较弱，血气分析：PaO_2 50mmHg，$PaCO_2$ 70mmHg，进一步救治措施应为

A. 静脉推注地塞米松
B. 给予高浓度吸氧
C. 静脉滴注 5%碳酸氢钠
D. 联合应用抗生素静脉滴注
E. 气管插管，正压机械通气

9. 女性，18 岁。3 小时前接触花粉后突然出现咳嗽、胸闷、呼吸困难。追问病史，患者近 5 年来每年春季常有类似发作。体检：两肺满布哮鸣音，心脏无异常。X 线胸片显示心肺无异常。该病例应诊断为

A. 慢性喘息型支气管炎
B. 慢性阻塞性肺疾病（A 型）
C. 慢性阻塞性肺疾病（B 型）
D. 支气管哮喘
E. 心源性哮喘

10. 女性，20 岁，反复发作喘息、呼吸困难、咳嗽 2 年。体检：双肺散在哮鸣音，心脏无异常。下列检查结果中有助于明确诊断的是

A. 最大呼气流量显著降低
B. 一秒钟用力呼气容积降低
C. 最大呼气中段流量降低
D. 支气管舒张试验阳性
E. X 线胸片显示肺纹理稍多

（11～14 题共用题干）

女性，20 岁。反复发作呼吸困难、胸闷、咳嗽 3 年，每年秋季发作，可自行缓解，此次已发作半天，症状仍继续加重而来就诊。体检：双肺满布哮鸣音，心率 90 次/分，律齐，无杂音。

11. 该患者的诊断应首先考虑为

A. 慢性支气管炎
B. 慢性阻塞性肺疾病
C. 肺炎
D. 支气管哮喘
E. 心源性哮喘

12. 对该患者的治疗应选用的药物为

A. β_2 受体激动剂
B. β_2 受体阻断剂
C. α 受体激动剂
D. α 受体阻断剂
E. 抗生素类药物

13. [假设信息] 给予足量特布他林（博利康尼）和氨茶碱治疗 1 天多病情仍无好转，呼吸困难严重，口唇发绀。此时应采取

A. 原有药物加大剂量再用 24 小时
B. 应用琥珀酸氢化可的松静脉滴注
C. 大剂量二丙酸倍氯米松气雾吸入
D. 静脉滴注第三代头孢菌素
E. 静脉滴注 5%碳酸氢钠

14. [假设信息] 应用足量解痉平喘药和糖皮质激素等治疗均无效，患者呼吸浅快、神志不清，PaO_2 6.7kPa（50mmHg），$PaCO_2$ > 9.3kPg（70mmHg）。此时应采取的救治措施为

A. 高浓度吸氧
B. 甲基泼尼松龙静脉滴注
C. 纠正水电解质和酸碱平衡紊乱
D. 联合应用广谱抗生素静滴
E. 气管插管正压机械通气

（15～17 共用题干）

男性，42 岁，自幼起咳嗽、咳痰、喘息，多为受凉后发作，静滴“青霉素”可缓解，10～20 岁无发作，20 岁后又有 1 次大发作，发作时大汗淋漓、全身发紫、端坐不能平卧，肺部可闻及哮鸣音，静脉推注“氨茶碱、地塞米松”可完全缓解。此后反复出现夜间轻微喘息，每周发作 3 次以上，不能入睡，PEF 变异率为 35%。查体：双肺听诊未闻及干湿啰音，心率 89 次/分。

15. 最可能的诊断是

A. 支气管哮喘急性发作期
B. 支气管哮喘非急性发作期
C. 先天性心脏病急性左心衰竭
D. 肺源性心脏病心功能不全
E. 喘息型慢性支气管炎急性发作

16. 根据病情程度，选择药物治疗的最佳方案是

A. 每日吸入氨茶碱＋静滴 β_2 受体激动剂
B. 每日雾化吸入 β_2 受体激动剂＋静滴氨茶碱
C. 每日雾化吸入抗胆碱药＋口服 β_2 受体激动剂
D. 每日吸入糖皮质激素＋吸入 β_2 受体激动剂
E. 每日定量吸入糖皮质激素＋静滴 β_2 受体激动剂

17. 为了提高疗效，减少复发，应教育患者掌握

A. 正确使用气雾剂的方法
B. 哮喘患者不发作可不用药
C. 抗感染药治疗可根治哮喘
D. 哮喘患者不发作不能使用激素
E. 哮喘者需长期使用 β_2 受体激动剂

（18～19 共用题干）

女性，30 岁，反复发作性呼吸困难，胸闷 2 年，3 天前受凉后咳嗽，咳少量脓痰。接着出现呼吸困难、胸闷，并逐渐加重。体检：无发绀，双肺广泛哮鸣音，肺底部少许湿啰音。

18. 该病例最可能的诊断是

A. 支气管哮喘
B. 心源性哮喘
C. 慢性喘息型支气管炎
D. 慢性阻塞性肺疾病（红喘型）
E. 慢性阻塞性肺疾病（紫肿型）

19. 表明气道阻塞具有可逆性的检查结果是

A. 一秒钟用力呼气容积（FEV_1）＞60%预计值
B. 最大呼气流量（PEF）＞60%预计值
C. 吸入沙丁胺醇后 FEV_1 增加率＞15%
D. 吸入倍氯米松后 FEV_1 增加率＞15%
E. 支气管激发试验阳性

（20～22 题共用题干）

男性，24 岁，反复发作性咳嗽、喘息 10 年余，再发加重 3 小时。查体：意识模糊，口唇发绀，双肺呼吸音明显减低，未闻及干湿啰音，心率 128 次/分，可触及奇脉。

20. 最可能的诊断是

A. 支原体肺炎
B. 支气管哮喘

C. 支气管内膜结核　　D. 原发性支气管肺癌
E. 喘息型慢性支气管炎

21. 为进一步明确诊断及判断病情程度最有意义的检查是
A. 痰细胞学　　B. 胸部 CT
C. 动脉血气分析　　D. PEF 占预计值（%）
E. 皮肤过敏原试验

22. 诊断及病情程度确定后应采取的最有效措施是
A. 甲泼尼龙静滴＋氨茶碱静滴＋氧疗　　B. 特布他林口服＋氨茶碱口服＋氧疗
C. 亚胺培南静滴＋氨茶碱静滴＋氧疗　　D. 沙丁胺醇吸入＋氨茶碱口服＋氧疗
E. 倍氯米松吸入＋氨茶碱静滴＋氧疗

学习任务四　支气管扩张症

【考纲要求】

1. 概念、病因和发病机制
2. 临床表现
3. 诊断与鉴别诊断
4. 并发症
5. 治疗

【考点纵览及知识点】

一、概述

支气管扩张是支气管及其周围组织的慢性化脓性疾病，导致支气管受损，使其呈现不可逆的扩张与变形。

二、病因及发病机制

1. 支气管-肺组织感染和阻塞　支气管-肺组织的反复感染，损害支气管黏膜、肌层及软骨，导致支气管弹性减弱，分泌物排出受阻，淤积而阻塞管腔，使管腔变形，扭曲和扩张。

2. 支气管先天性发育不全和遗传因素。

3. 免疫功能失调　某些有自身免疫性疾病的病人可同时伴有支气管扩张，而有些不明原因的支气管扩张的病人，其体液免疫和细胞免疫可能有异常。

三、临床表现

（一）主要症状

1. 慢性咳嗽，大量咳痰，与体位变化有关，痰久置可分层。

2. 反复咯血　咯血量与病变程度不相关。有些病人仅有咯血而无明显咳嗽和大量脓痰的病史。

3. 全身表现　易患上呼吸道感染和下呼吸道感染。另可有发热、头痛、全身酸痛、贫血、营养不良等。

（二）体征

轻者可无体征。典型体征为：肺的下部、背部闻及固定部位的局限性湿啰音，杵状指。

四、诊断

1. 病史和临床表现　反复咯血、咳脓痰。
2. 固定性局限性湿啰音。
3. 辅助检查　X线胸片，目前主要靠高分辨CT。

五、鉴别诊断

慢性支气管炎、肺脓肿、肺结核、先天性肺囊肿、弥漫性细支气管炎。

六、治疗

保持呼吸道引流通畅：体位引流使支气管扩张部位在上，开口朝下，是痰液引流的重要体位。控制感染，手术治疗。

【习题训练】

A型题

1. 较常出现杵状指（趾）的呼吸系统疾病是
   A. 慢性支气管炎　　B. 肺炎
   C. 支气管哮喘　　D. 支气管扩张症
   E. 支原体肺炎
2. 以支气管-肺感染和阻塞为主要发病因素的疾病是
   A. 支气管扩张症　　B. 支气管肺癌
   C. 慢性支气管炎　　D. 支气管哮喘
   E. 阻塞性肺气肿
3. 干性支气管扩张症的主要症状是
   A. 反复咳嗽　　B. 反复咯血
   C. 大量脓痰　　D. 营养不良
   E. 肌肉酸痛
4. 使支气管扩张患者保持呼吸道引流通畅的方法，不正确的是
   A. 强镇咳剂　　B. 祛痰剂
   C. 体位引流　　D. 支气管舒张药
   E. 纤维支气管镜吸痰
5. 支气管扩张引起大咯血的原因为
   A. 支气管动脉先天性畸形
   B. 支气管动脉与肺动脉终末支扩张血管瘤破裂
   C. 合并重度支气管扩张
   D. 支气管发生囊性扩张
   E. 支气管黏膜溃疡

6. 女，25 岁，咳嗽、咳脓痰 10 年，间歇咯血，痰量 40ml/d；体检肺部可闻及固定而持久的湿性啰音；胸片两下肺纹理紊乱。诊断应首先考虑

A. 慢性支气管炎　　B. 慢性肺脓肿

C. 支气管扩张症　　D. 肺结核

E. 支气管肺癌

学习任务五　肺　炎

【考纲要求】

1. 病因分类及院内感染、院外感染的病原学。

2. 肺炎链球菌肺炎的病因与发病机制、临床表现、辅助检查、诊断与鉴别诊断、并发症和治疗。

3. 葡萄球菌肺炎的病因与发病机制、临床表现、诊断和治疗。

4. 克雷白杆菌肺炎的病因与发病机制、临床表现、诊断和治疗。

5. 支原体肺炎的临床表现、诊断和治疗。

【考点纵览及知识要点】

1. 细菌感染是肺炎的主要病因，社区获得性肺炎的主要致病菌为肺炎链球菌，医院获得性肺炎以革兰阴性杆菌感染比例高。

2. 肺炎链球菌肺炎由肺炎链球菌引起，肺段或肺叶呈急性炎症性实变，临床上出现寒战、高热、咳嗽、咳痰、胸痛等症状和肺实变体征；典型痰液呈铁锈色，治疗主要是青霉素类、喹诺酮及头孢类抗生素的应用。

3. 葡萄球菌肺炎是指由金黄色葡萄球菌或表皮葡萄球菌感染引起的肺部急性化脓性炎症，发病前常有呼吸道感染史，年老体弱的慢性病患者住院期间易发生。临床表现：发病急骤，高热、进行性气急、发绀、咳嗽、咳痰和胸痛、咳大量脓性痰等。治疗主要是青霉素类、喹诺酮及头孢类抗生素的应用。

4. 克雷白杆菌肺炎典型病例咳出由血液和黏液混合的砖红色胶冻状痰，痰培养分离到克雷白杆菌或血培养阳性可确立诊断。治疗主要是氨基糖苷类抗生素的应用。

5. 肺炎支原体肺炎有低热、咽痛、阵发性干咳，而肺部体征不明显，起病两周后 2/3 病人冷凝集试验（＋），首选大环内酯类抗生素。

【习题训练】

A 型题

1. 肺炎链球菌肺炎的典型症状是

A. 寒战和高热　　B. 气急和发绀

C. 咳黏液脓性痰　　D. 咳铁锈色痰

E. 患侧胸部疼痛

2. 肺部疾病痊愈时，容易完全恢复组织正常的结构和功能的疾病是

A. 慢性支气管炎　　B. 大叶性肺炎

C. 小叶性肺炎
D. 病毒性肺炎
E. 慢性肺气肿

3. 最能反映小叶性肺炎的病变特征的是
A. 病变累及肺小叶范围
B. 病灶多位于背侧和下叶
C. 病灶相互融合或累及全叶
D. 支气管化脓性炎
E. 细支气管及周围肺泡化脓性炎

4. 克雷白杆菌肺炎的 X 线表现为叶间隙下坠，其原因是
A. 细菌在细胞内生长繁殖，引起组织坏死、液化形成
B. 病变中的炎性渗出液黏稠而重
C. 肺泡内的渗出液由 Cohn 孔向周围肺泡蔓延所致
D. 肺泡内的纤维蛋白渗出较多
E. 肺泡内的渗出含有较多的红、白细胞

5. 老年患者突然发生寒战、高热、咳嗽、咳痰，痰黏稠，砖红色，胶冻状，引起感染最可能的病原菌是
A. 葡萄球菌
B. 克雷白杆菌
C. 铜绿假单胞菌
D. 流感嗜血杆菌
E. 嗜肺军团菌

6. 社区获得性肺炎最为常见的致病菌是
A. 流感嗜血杆菌
B. 支原体
C. 肺炎链球菌
D. 肺炎克雷白杆菌
E. 葡萄球菌

7. 肺癌所致阻塞性肺炎有以下临床征象，除了
A. 患者一般不发热或仅有低热
B. 血白细胞计数常不增高
C. 抗生素治疗后炎症很快吸收消散
D. 经抗生素治疗炎症吸收后出现肿块阴影
E. 短期内同一部位可反复出现炎症

8. 肺炎伴感染性休克常见于以下肺部炎症，除了
A. 肺炎链球菌肺炎
B. 金黄色葡萄球菌肺炎
C. 克雷白杆菌肺炎
D. 铜绿假单胞菌肺炎
E. 支原体肺炎

9. 在治疗肺炎链球菌肺炎使用青霉素时，错误的方法是
A. 一般患者每次肌注 80 万单位，每 8 小时 1 次
B. 每日剂量 800 万单位，加在 500 毫升输液中缓慢静滴
C. 每日剂量 800 万单拉，分 3 次静脉滴注
D. 静脉给药时每次用量应在 1 小时内滴完
E. 对青霉素过敏者不可使用此药

10. 肺炎链球菌肺炎可出现以下体征，除了
A. 口角或鼻周单纯性疱疹
B. 肋间带状疱疹
C. 皮肤和黏膜出血点
D. 病变部位湿啰音

E. 病变部位支气管呼吸音

11. 肺炎链球菌肺炎患者若对青霉素过敏，宜选用的有效抗菌药物是

A. 庆大霉素　B. 阿米卡星

C. 链霉素　D. 左氧氟沙星

E. 阿莫西林

12. 肺炎链球菌可引起

A. 支气管肺炎　B. 肺脓肿

C. 大叶性肺炎（即典型肺炎）　D. 支气管哮喘

E. 胸膜炎

13. 咳出由血液和黏液混合的砖红色胶冻状痰为特征的疾病是

A. 克雷白杆菌肺炎　B. 肺炎链球菌肺炎

C. 葡萄球菌肺炎　D. 支原体肺炎

E. 念珠菌肺炎

14. 对耐甲氧西林金黄色葡萄球菌（MRSA）引起的肺炎，首选抗生素是

A. 青霉素 G　B. 头孢唑琳

C. 苯唑西林　D. 万古霉素

E. 头孢呋辛

15. 首选大环内酯类抗生素治疗的是

A. 干酪性肺炎　B. 肺炎链球菌肺炎

C. 葡萄球菌肺炎　D. 肺炎支原体肺炎

E. 克雷白杆菌肺炎

16. 社区获得性肺炎最常见的致病菌是

A. 肺炎克雷白杆菌　B. 流感嗜血杆菌

C. 肺炎链球菌　D. 肺炎军团菌

E. 肺炎支原体

17. 随着抗生素的广泛应用，引起细菌性肺炎的病原体最主要的变化是

A. 肺炎链球菌肺炎不断增加　B. 革兰阴性杆菌肺炎不断增加

C. 军团菌肺炎的发病率逐年下降　D. 葡萄球菌肺炎很少发生

E. 支原体肺炎很少发生

18. 男性，25 岁，2 周前感冒后畏寒、发热、咳嗽，1 周前咳大量黄色脓性痰，痰中带血；经青霉素、头孢噻肟等治疗无效。体检：体温 40℃，呼吸急促，双肺中下闻及湿啰音。血白细胞计数 25×10^9/L，中性粒细胞 0.90。X 线胸片显示双肺中下斑片状实变阴影，并有多个脓肿和肺气囊肿。本例诊断应首先考虑为

A. 肺炎链球菌肺炎　B. 葡萄球菌肺炎

C. 克雷白杆菌肺炎　D. 支原体肺炎

E. 干酪性肺炎

19. 50 岁男性，咳嗽伴声音嘶哑 3 个月，右锁骨上窝触及一个肿大的淋巴结，质硬无压痛，提示该患者的诊断是

A. 喉炎　B. 肺癌　C. 胃癌　D. 鼻咽癌　E. 肺结核

（20～22 题共用题干）

男性，10 岁，发热 10 天，体温 38～39℃，刺激性咳嗽明显，胸痛。查体：双肺散在干啰音，胸片：左肺下野淡薄片状阴影。

20. 最可能的诊断为

A. 腺病毒肺炎　　B. 呼吸道合胞病毒肺炎

C. 肺炎支原体肺炎　　D. 金黄色葡萄球菌肺炎

E. 肺炎链球菌肺炎

21. 为确诊，首选的检查是

A. 血培养　　B. 结核菌素试验

C. 冷凝集试验　　D. 血肥达反应

E. 痰液病毒分离

22. 首选的药物治疗为

A. 青霉素　　B. 头孢菌素

C. 链霉素　　D. 红霉素

E. 阿昔洛韦

（23～25 题共用题干）

男性，36 岁，平素体健，淋雨后发热、咳嗽 2 天，右上腹痛伴气短、恶心 1 天。

23. 除考虑急腹症外，重点鉴别的疾病是

A. 自发性气胸　　B. 肺梗死

C. 肺炎链球菌肺炎　　D. 肺结核

E. 膈神经麻痹

24. 体检应注意有无

A. 右上腹肌紧张　　B. 上腹部压痛

C. 肺肝境界　　D. 肺部呼吸音改变

E. 肠鸣音

25. 首选的治疗药物是

A. 解热镇痛药　　B. 庆大霉素

C. 苄星青霉素　　D. 头孢他啶

E. 胃肠道解痉剂

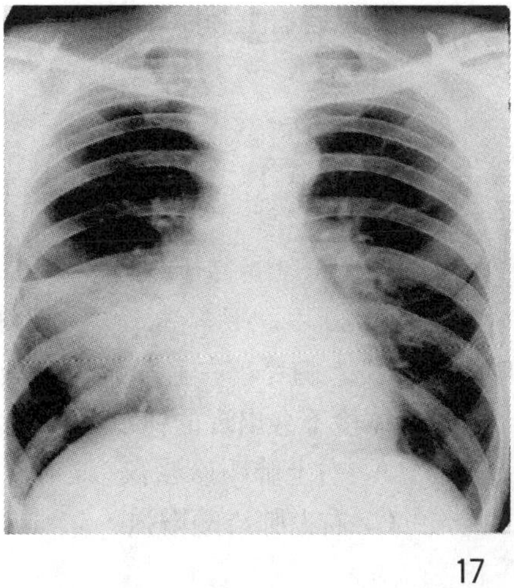

（26～27 题共用题干）

男性，38 岁，因寒战、高热，继而出现右侧胸痛 2 天就诊，伴轻咳，无咯血，无咳脓痰现象。胸部正位片显示如右图

26. 应考虑的诊断是

A. 右侧肺癌

B. 右肺结核

C. 右侧包裹性胸腔积液

D. 右侧大叶性肺炎

E. 右侧胸膜炎

27. 体格检查时，该患者右肺不会出现的体征是

A. 触觉语颤增强

B. 叩诊有浊音区

C. 呼吸音消失

D. 支气管呼吸音

E. 可听到湿啰音

（28～30 题共用题干）

64 岁男性患者，反复咳嗽、咳痰，痰中带血 2 周。体温 38.3℃，WBC12×10^9/L，胸片右肺门肿块影，伴远端大片状阴影，抗感染治疗后阴影不吸收。

28. 有助于尽快明确诊断的检查是

A. CT

B. 磁共振

C. 胸腔镜

D. 纤支镜

E. 核素扫描

29. 最有可能的诊断是

A. 肺炎

B. 肺化脓症

C. 肺癌

D. 肺结核

E. 支气管扩张

30. 首先考虑的治疗方案是

A. 抗感染治疗

B. 抗感染、止血治疗

C. 手术治疗

D. 抗结核治疗

E. 门诊随访

（31～32 题共用题干）

男性，30 岁，因发热、右侧胸痛、咳嗽 3 天入院。3 天来每日体温最低为 39.2℃，最高 39.8℃。入院后查体：T 39.5℃，右锁骨下可闻及支气管呼吸音。

31. 最可能的诊断是

A. 肺结核

B. 肺癌

C. 胸膜炎

D. 大叶性肺炎

E. 自发性气胸合并感染

32. 该患者右上肺叩诊音可能出现

A. 清音

B. 浊音

C. 实音

D. 鼓音

E. 过清音

（33～34 题共用题干）

男性，20 岁，平素健康，一次淋雨后，突发寒战、高热、头痛，第 2 天出现右侧胸痛、咳嗽、咳痰。胸片：右上肺大片实变影。

33. 体检不会出现的体征是

A. 右上肺叩诊浊音

B. 气管向左侧偏移

C. 右上肺语颤增强

D. 急性病容

E. 脉率增快

34. 最可能的诊断为

A. 胸膜增厚　B. 肺脓肿

C. 肺结核　D. 大叶性肺炎

E. 肺梗死

B 型题

（35～36 题共用备选答案）

A. 青霉素 G　B. 磺胺类药物

C. 大环内酯类药物　D. 头孢菌素类药物

E. 万古霉素

35. 治疗葡萄球菌肺炎最有效的药物为

36. 治疗支原体肺炎应选用

学习任务六　肺脓肿

【考纲要求】

1. 概念、病因和发病机制
2. 临床表现
3. 辅助检查
4. 诊断与鉴别诊断、治疗

【考点纵览及知识要点】

1. 按感染途径分为三种：吸入性肺脓肿、原发性肺脓肿、血源性肺脓肿。

2. 急性肺脓肿多数有感染病灶，有诱因（醉酒、呕吐、麻醉等），有全身感染中毒症状和呼吸道症状。体征：病变较大，可有叩诊浊音、呼吸音减弱或湿啰音，根据细菌培养应用抗生素。

【习题训练】

A 型题

1. 急性肺脓肿最具特征的症状是

A. 畏寒、高热　B. 咳嗽伴咯血

C. 呼吸困难　D. 咳大量脓臭痰

E. 咳嗽伴胸痛

2. 原发性肺脓肿最常见的感染细菌是

A. 大肠埃希菌　B. 葡萄球菌

C. 粪球菌　D. 厌氧菌

E. 星形诺卡菌

3. 急性肺脓肿抗菌治疗的疗程是

A. 4～6 周　B. 6～8 周

C. 8～12 周
D. 12～16 周
E. 16～20 周

4. 男性，38 岁，醉酒受凉后，次日高热、寒战、胸痛、咳嗽、咳黏液痰，量渐增多，并有脓性痰，有臭味，可能的诊断是
A. 原发性肺脓肿
B. 血源性肺脓肿
C. 急性脓气胸
D. 干酪性肺炎
E. 金黄色葡萄球菌肺炎

5. 女性，50 岁，发热咳嗽、咳痰 3 周，近 1 周来咳大量脓性臭痰，量约 300ml/d。体检：T40℃。右下肺叩呈浊音，可闻及湿啰音，杵状指（+），应考虑的诊断为
A. 支气管炎
B. 急性肺脓肿
C. 肺炎链球菌肺炎
D. 葡萄球菌肺炎
E. 克雷白杆菌肺炎

6. 女性，56 岁，咳嗽、发热 10 余天，体温 38℃，自服感冒药不见好转，黄痰逐渐增多，30～50ml/d，偶尔有脓血痰。白细胞 19×10^9/L。胸片见右肺有大片模糊阴影，其中有一带液平面的薄壁空洞，首先考虑
A. 肺结核
B. 中央型肺癌
C. 支气管肺炎
D. 肺脓肿
E. 周围型肺癌

学习任务七　肺结核

【考纲要求】

1. 病因与发病机制
2. 临床表现
3. 辅助检查
4. 诊断与鉴别诊断
5. 并发症
6. 治疗和预防

【考点纵览及知识要点】

一、病因及特点

结核分枝杆菌的生物学特性为：
1. 多形性
2. 抗酸性
3. 生长缓慢（其增代时间为 14～20 小时，适宜生长温度 37℃）
4. 抵抗力强
5. 菌体结构复杂

二、发病机制

1. 结核病在人群中的传播

（1）传染源：最多见于继发性肺结核患者。

（2）传播途径：飞沫传播。

（3）易感人群：婴幼儿、老年人、HIV感染者、免疫抑制剂使用患者、慢性疾病患者、移居到城市的山区及农村居民。

2. 人体对感染的反应性

（1）免疫力反应：先天性的免疫力和后天性免疫力。

（2）变态反应Ⅳ型：结核菌入侵4～8周，机体对结核菌及其代谢产物所发生的敏感反应称为变态反应。此时用结核菌素作皮肤试验，48～72小时局部组织可充血、水肿、大量T淋巴细胞浸润，呈阳性反应。

两者的关系：免疫力对机体起保护作用，变态反应常伴有组织的破坏，但对细菌也是不利的。Koch试验可说明。在免疫力低下时，结核病容易发生和发展。

三、病理

基本的病理变化为渗出、增生、变质。

四、结核病的临床分型依据：X线检查

1. Ⅰ型　原发型肺结核。原发灶—引流淋巴管炎—肺门淋巴结炎：统称为原发综合征。X线下呈哑铃形阴影。此时90％患者不治自愈，部分可播散。

2. Ⅱ型　血行播散型肺结核为各型中较为严重者。包括急性、亚急性和慢性三种。

3. Ⅲ型　继发型肺结核。是成人肺结核最常见的类型。

4. Ⅳ型　结核性胸膜炎。

5. Ⅴ型　其他肺外结核。

五、临床表现

1. 症状

（1）全身症状：全身结核中毒症状。

（2）呼吸系统症状：咳嗽、咳痰、咯血、胸痛。

（3）变态反应性表现：表现为四肢大关节疼痛和皮肤损害的表现。

2. 体征　取决于病变的部位、性质、范围和程度。

六、实验室检查

1. 结核菌的检查　痰结核菌的检查。

意义：痰中找到结核菌是确诊肺结核的重要依据，也是考核疗效的重要指标。痰菌阳性说明病灶是开放的，为社会的传染源。

2. 结核菌素试验的意义　是诊断结核菌感染的常用指标。

3. 纤支镜检查　可收集下呼吸道的分泌物进行抗酸染色和结核菌培养，对诊断结核病有重要的意义。

七、诊断要点

1. 有结核的临床表现和体征。
2. X线胸片有结核的病变表现。
3. 痰中找到结核菌。

八、治疗

1. 原则：早期、联合、适量、规律、全程——10字方针。
2. 抗结核药物
(1) 杀菌药
全杀药：异烟肼、利福平
半杀药：链霉素　吡嗪酰胺
(2) 抑菌药：乙胺丁醇和对氨基水杨酸钠
3. 化疗的方案和方法
(1) 初始化疗方案：2S（E）HRZ/4HR；2S（E）HRZ/$4H_3R_3$等。
(2) 复治化疗方案：2SHRZE/1HRZE/5HRE。

【习题训练】

A型题

1. 预防肺结核流行的根本措施是
A. 卡介苗接种
B. 严格管理、隔离病人
C. 异烟肼化学预防
D. 合理化疗，治愈排菌病人
E. 对病人咳出的痰消毒焚烧
2. 以下各项均提示有肺结核病情活动，除了
A. 痰涂片找到抗酸杆菌
B. X线胸片病灶扩大
C. 病灶边缘模糊
D. 空洞形成
E. 病灶密度高，边界清楚
3. 肺结核病人在接受抗结核治疗时，对疗效的考核首先要看
A. 痰菌转阴
B. 症状消失
C. X线示空洞闭合，炎性阴影消失
D. 红细胞沉降率正常
E. 血清结核抗体阴性
4. 结核结节中最具有诊断意义的细胞成分是
A. 朗汉斯巨细胞和淋巴细胞
B. 朗汉斯巨细胞和上皮样细胞
C. 淋巴细胞和上皮样细胞
D. 上皮样细胞和异物巨细胞
E. 异物巨细胞和成纤维细胞
5. 结核病的细胞免疫反应中起主要作用的细胞为
A. T细胞
B. B细胞
C. NK细胞
D. 巨噬细胞
E. 嗜中性粒细胞
6. 抑制结核菌DNA与细胞壁合成的抗结核药物是

A. 异烟肼　　B. 利福平
C. 吡嗪酰胺　　D. 乙胺丁醇
E. 链霉素

7. 结核病最重要的社会传染源是
A. 原发性肺结核　　B. 浸润型肺结核
C. 急性粟粒型肺结核　　D. 慢性血行播散型肺结核
E. 慢性纤维空洞型肺结核

8. 确定肺结核是否为传染源的最主要依据是
A. 红细胞沉降率检查　　B. X线检查
C. 痰结核菌检查　　D. 结核菌素试验
E. 血结核抗体检查

9. 胸片可见环形透亮区、肺门上提、肺纹呈垂柳状改变的多为
A. Ⅰ型肺结核　　B. Ⅱ型肺结核
C. Ⅲ型肺结核　　D. Ⅳ型肺结核
E. Ⅴ型肺结核

10. 对结核性腹膜炎最有诊断价值的检查是
A. PPD试验　　B. 结肠镜检查
C. 红细胞沉降率　　D. 腹水常规
E. 腹腔镜检查＋腹膜活检

11. 卡介苗接种后所致结核菌素阳性反应是指硬结直径
A. ＜5mm　　B. 5～9mm，3～5天后反应消失
C. 10～15mm，1周后留有色素　　D. 15～20mm
E. ＞20mm

12. 关于结核性胸膜炎特点的描述**错误**的是
A. 多见于中青年
B. 起病多缓慢
C. 可有结核中毒症状
D. X线胸片可呈肋膈角消失或外高内低影
E. X线胸片除胸液影外，还应有肺内结核灶

13. 早期发现肺结核的最主要方法是
A. 询问病史　　B. X线检查
C. 痰菌检查　　D. 红细胞沉降率检查
E. 结核变态反应

14. 因肺结核引起的支气管扩张，湿啰音最常见的部位是
A. 肺底部　　B. 肺尖部
C. 腋窝部　　D. 肩胛间区
E. 双肺弥漫

15. 男性，30岁，乏力、咳嗽1个月余，伴低热、盗汗，痰中带血1周。胸片示：右肺上叶尖段炎症，伴有空洞形成。最可能的诊断是
A. 肺囊肿继发感染　　B. 浸润型肺结核

C. 慢性肺脓肿　　D. 癌性空洞伴感染
E. 金黄色葡萄球菌肺炎

16. 女性，62 岁，发现肺结核 20 年，未曾正规治疗，X 线胸片示：右上肺 4cm 大小的球型病灶，其内有 1.5～2cm 的空洞，右肺内见纤维索条状阴影，纵隔右移，右侧胸膜肥厚，左下肺可见散在钙化灶，该病人的诊断应是
A. 浸润型肺结核　　B. 结核性胸膜炎
C. 慢性血行播散型肺结核　　D. 结核球
E. 慢性纤维空洞型肺结核

17. 男性，20 岁，低热、盗汗、咳嗽、血痰 1 个月。胸片示右上肺小片状浸润影，密度不均。确诊应选择的检查是
A. PPD 试验　　B. 痰 TB-DNA
C. 血清结核抗体　　D. 痰检抗酸杆菌
E. 红细胞沉降率

18. 男性，46 岁，吸烟史 20 年，发热 2 周（37.5～38℃），右胸疼痛，近 4 天胸痛减轻，感胸闷、气促。查体：右下胸语音震颤减弱，叩浊，呼吸音降低。诊断最可能是
A. 肺炎链球菌肺炎　　B. 支原体肺炎
C. 结核性胸膜炎　　D. 浸润型肺结核
E. 支气管肺癌

19. 男性，34 岁，因反复干咳、咯血 2 个月、发热 1 周来院门诊。查体：T 39.2℃，消瘦，左上肺语颤增强、叩诊呈实音、呼吸音减弱。WBC 7.8×10^9/L，PPD（1 结素单位）强阳性，X 线胸片示左上肺大片云雾状、密度较低、边缘模糊之阴影。最可能的诊断是
A. 肺炎链球菌肺炎　　B. 干酪性肺炎
C. 支原体肺炎　　D. 克雷白杆菌肺炎
E. 支气管扩张症

20. 女性，21 岁，因发热、干咳、乏力 20 天，咯血 2 天入院。查体：T 38.5℃，消瘦，右上肺触觉语颤增强、叩诊浊音、可闻及支气管呼吸音。PPD（1 单位）硬结 20mm，表面有水泡。X 线胸片于右上 2～4 前肋处见密度高，浓淡不均阴影。最可能的诊断是
A. 右上肺癌　　B. 右上肺结核
C. 右上包裹性积液　　D. 右上大叶性肺炎
E. 右上支气管扩张症

21. 男性，25 岁学生，近 2 周来因“备考”较劳累后感觉乏力、今日突发寒战、发热、咯血数口而就诊。查体：T39℃，右上肺可闻及少许湿啰音。WBC 10.8×10^9/L，中性粒细胞 0.85，胸片见右上肺大片状浓淡不均、密度增高阴影。最可能的诊断是
A. 右上肺肺炎链球菌肺炎　　B. 右上肺干酪性肺炎
C. 右上肺支原体肺炎　　D. 右上肺过敏性肺炎
E. 右上肺癌

（22～24 题共用题干）

男性，35 岁，低热 1 个月余，咳痰带血 3 天，2 年前患过胸膜炎，X 线胸片左肺尖密度不均阴影；ESR 30mm/h，WBC 8.0×10^9/L。

22. 为明确诊断，下列哪项检查最重要

A. PPD 试验
B. 痰检抗酸杆菌
C. 痰检瘤细胞
D. 痰细菌培养
E. 肺 CT

23. 为了制订正确的治疗方案，需了解下列哪项病史

A. 胸膜炎治疗用药情况
B. 此次病后诊断经过
C. 此前健康体检情况
D. 青霉素过敏史
E. 家庭有无类似病人

24. 如前述各项有关检查，均无异常，采取哪项治疗为宜

A. 肌注青霉素、链霉素与维生素 K
B. 静滴红霉素
C. 静滴头孢噻肟钠
D. SM+INH+PAS
E. INH+RFP+EMB

学习任务八　呼吸衰竭

【考纲要求】

1. 呼吸衰竭的概述、病因、分类和发病机制。
2. 慢性呼吸衰竭的临床表现、诊断和治疗。

【考点纵览及知识要点】

一、概念

呼吸衰竭是各种原因引起的肺通气和换气功能严重障碍，导致机体缺氧和（或）二氧化碳潴留，从而引起一系列生理功能和代谢功能紊乱的临床综合征。

客观指标：海平面大气压下、静息状态、呼吸空气的条件下，$PaO_2<60mmHg$，或伴有 $PaCO_2>50mmHg$

二、分类

按动脉血气分类：Ⅰ型：$PaO_2<60mmHg$；Ⅱ型：$PaO_2<60mmHg+PaCO_2>50mmHg$。

三、病因和发病机制

1. 病因　最常见的病因是支气管、肺疾病。
2. 发病机制和病理生理

（1）通气不足

（2）通气血流（V/Q）比例失调

(3) 弥散障碍

(4) 肺 A-V 样分流

(5) 氧耗量增加

四、临床表现

1. 呼吸困难　是临床最早出现的症状，主要表现在呼吸节律、频率、和深度的改变。

2. 发绀　是缺氧的典型症状。

3. 神经精神症状

(1) 慢性缺氧：记忆力下降，智力和定向力障碍。

(2) 急性严重缺氧：精神错乱、躁狂、昏迷等。

(3) 严重二氧化碳潴留可导致肺性脑病：表现为神志淡漠、肌肉震颤、抽搐、昏睡和昏迷等。

4. 血液循环系统　心律失常、心肌损害周围循环衰竭血压下降。后期可导致肺动脉高压，右心室肥大，右心衰竭。

5. 消化和泌尿系统　可发生应激性胃溃疡、上消化道出血、肝肾功能异常。

五、诊断

临床表现在呼吸衰竭的表现中不可靠，一般只作借鉴分析。只能靠血气分析作诊断标准。

诊断标准：在海平面大气压下，于静息状态下呼吸室内空气，并排除心脏解剖分流和原发性心排量降低等情况后，PaO_2<60mmHg 和（或）PCO_2 > 50mmHg。Ⅰ型呼衰：PaO_2<60mmHg；Ⅱ型呼衰：PCO_2 > 50mmHg。

六、治疗

治疗的原则是保持呼吸道通畅；改善缺氧、纠正 CO_2 潴留和代谢功能紊乱；防治多器官功能损害；积极治疗基础疾病和诱发因素。

【习题训练】

A 型题

1. Ⅱ型呼吸衰竭的呼吸功能改变为
   A. 肺弥散功能障碍　B. 通气/血流比例失调
   C. 机体氧耗量增加　D. 肺泡通气不足
   E. 肺动-静脉样分流增加

2. 治疗成人呼吸窘迫综合征最有效的措施为
   A. 低浓度持续吸氧　B. 高浓度吸氧
   C. 正压机械通气　D. 呼气末正压通气
   E. 应用糖皮质激素

3. ARDS 共同的病理变化有
   A. 气道阻塞　B. 肺部感染
   C. 肺不张　D. 急性心力衰竭

E. 肺血管内皮和肺泡损害，肺间质水肿

4. 肺心病慢性呼吸衰竭患者，血气分析结果：pH 7.188，$PaCO_2$ 75mmHg，PaO_2 50mmHg，HCO_3^- 27.6mmol/L，BE^- 5mmol/L，其酸碱失衡类型是

A. 代谢性酸中毒
B. 呼吸性酸中毒
C. 呼吸性酸中毒合并代谢性酸中毒
D. 代谢性碱中毒
E. 呼吸性酸中毒合并代谢性碱中毒

5. 呼吸衰竭的血气诊断标准是

A. 动脉血氧含量低于 9mmol/L
B. 动脉血氧饱和度（SaO_2）低于 90%
C. pH 值<7.35
D. 动脉血二氧化碳分压（$PaCO_2$）高于 50mmHg
E. 动脉血氧分压（PaO_2）低于 60mmHg

6. 对Ⅰ型呼吸衰竭患者若给予高浓度氧疗仍无效，其原因很可能为人工机械通气导致

A. 严重肺通气功能障碍
B. 严重肺动-静脉样分流
C. 通气/血流比例增大
D. 肺弥散功能障碍
E. 耗氧量增加

7. 呼吸衰竭最主要的临床表现是

A. 呼吸费力伴呼气相延长
B. 呼吸频率增快
C. 呼吸困难与发绀
D. 神经精神症状
E. 双肺有大量湿啰音

8. 不引起缺氧性肺血管收缩的体液因素是

A. 白三烯增加
B. 前列腺素 F_2 增加
C. 血栓素增加
D. 内皮素释放增加
E. 一氧化氮生成增加

9. 诊断慢性呼吸衰竭最重要的依据是

A. 有呼吸困难、发绀等症状
B. 意识障碍伴球结膜水肿
C. SaO_2<90%
D. PaO_2<80mmHg，$PaCO_2$>50mmHg
E. PaO_2<60mmHg，或伴有 $PaCO_2$>50mmHg

10. 下列各项组合中，能准确判断酸中毒的性质、严重程度和代偿情况的是

A. 动脉血和尿 pH
B. 动脉血 pH 和 HCO_3^-
C. 动脉血和静脉血 pH
D. 动脉血和静脉血 $PaCO_2$
E. 静脉血和尿 pH

11. 体内 CO_2 分压最高的部位是

A. 静脉血液
B. 毛细血管血液
C. 动脉血液
D. 组织液
E. 细胞内液

12. Ⅰ型呼吸衰竭的常见病因是

A. 肺部广泛炎症
B. 慢性支气管炎
C. 慢性阻塞性肺疾病
D. 肺源性心脏病
E. 上呼吸道阻塞

13. 缺 O_2 和 CO_2 潴留对中枢神经系统可产生的影响，不包括
A. 出现烦躁不安、谵妄
B. 出现神志不清、昏迷
C. 导致脑组织碱中毒
D. 导致脑细胞内水肿
E. 导致脑间质水肿

14. 男性，68 岁，既往有慢性支气管炎病史 10 年，1 周前因感冒后咳嗽加重来诊。查体：神志模糊，两肺哮鸣音，心率 110 次/分，血气分析 pH 7.30，PaO_2 50mmHg，$PaCO_2$ 80mmHg。下列治疗措施正确的是
A. 静脉滴注尼可刹米
B. 静脉注射毛花苷 C
C. 静脉滴注 4%碳酸氢钠
D. 静脉注射呋塞米（速尿）
E. 人工机械通气

15. 男性，67 岁，肺源性心脏病急性加重期患者。血气分析：pH 7.25，$PaCO_2$ 9.3kPa（70mmHg），HCO_3^- 30mmol/L；对其酸碱失衡的治疗措施应为
A. 静脉滴注 5%碳酸氢钠
B. 静脉滴注盐酸精氨酸
C. 给予利尿剂
D. 补充氯化钾
E. 改善通气功能

（16～18 题共用备选答案）
A. pH 7.38，PaO_2 50mmHg，$PaCO_2$ 40mmHg
B. pH 7.30，PaO_2 50mmHg，$PaCO_2$ 80mmHg
C. pH 7.40，PaO_2 60mmHg，$PaCO_2$ 65mmHg
D. pH 7.35，PaO_2 80mmHg，$PaCO_2$ 20mmHg
E. pH 7.25，PaO_2 70mmHg，$PaCO_2$ 30mmHg
上述血气分析结果符合
16. 代偿性呼吸性酸中毒
17. 代偿性代谢性酸中毒
18. 失代偿性呼吸性酸中毒

（19～20 题共用备选答）
A. PaO_2 为 50mmHg，$PaCO_2$ 为 40mmHg
B. PaO_2 为 55mmHg，$PaCO_2$ 为 50mmHg
C. PaO_2 为 65mmHg，$PaCO_2$ 为 40mmHg
D. PaO_2 为 70mmHg，$PaCO_2$ 为 40mmHg
E. PaO_2 为 70mmHg，$PaCO_2$ 为 45mmHg
19. 符合Ⅰ型呼吸衰竭的动脉血气标准是
20. 符合Ⅱ型呼吸衰竭的动脉血气标准是

（21～23 题共用备选答案）
A. 呼吸性酸中毒
B. 代谢性酸中毒
C. 呼吸性碱中毒
D. 代谢性碱中毒
E. 呼吸性酸中毒合并代谢性碱中毒

21. 幽门梗阻病人可发生
22. 重度肺气肿病人可发生
23. 外科临床上最常见的酸碱失衡是

呼吸系统疾病综合习题

A 型题

1. 慢性支气管炎所致慢性肺气肿多表现为
   A. 旁间隔型　　B. 混合型
   C. 全小叶型　　D. 小叶中央型
   E. 以上均不是
2. 关于慢性支气管炎的缓解期，持续时间应是
   A. 1 个月以内　　B. 1 个月以上
   C. 2 个月以内　　D. 2 个月以上
   E. 3 个月以内
3. 慢性支气管炎伴小气道阻塞时，最早出现的肺功能改变是
   A. 流量-容积曲线降低　　B. 残气容积增加
   C. 闭合容量减小　　D. 肺最大通气量降低
   E. 第 1 秒肺活量占用力肺活量的比值减小
4. 男性，55 岁。反复咳嗽、咳痰 10 年，近两年出现气促，逐渐加重。查体：桶状胸，叩诊过清音，双肺呼吸音减低。最可能的诊断是
   A. 慢性支气管炎　　B. 阻塞性肺气肿
   C. 慢支并阻塞性肺气肿　　D. 支气管扩张症
   E. 支气管哮喘
5. 慢性阻塞性肺疾病发病的主要因素是
   A. 感染　　B. 吸烟
   C. 环境污染　　D. 迷走神经功能亢进
   E. 超敏反应
6. 慢性支气管炎急性发作期治疗最主要的措施是
   A. 止咳祛痰　　B. 控制感染
   C. 解痉、平喘　　D. 菌苗注射
   E. 吸氧补液
7. 男性，68 岁。反复咳嗽、咳痰 10 余年，近 2 年来咳嗽、咳痰加重，并出现呼吸气促，呈渐进加重。查体：桶状胸，语颤减弱，叩诊呈过清音，心浊音界缩小，肺下界下移，两肺呼吸音减弱。本病例最可能的诊断是
   A. 慢性支气管炎急性发作　　B. 慢性阻塞性肺气肿
   C. 慢性支气管炎合并发阻塞性肺气肿　　D. 慢性支气管哮喘
   E. 慢性肺源性心脏病
8. 下列哪项不是阻塞性肺气肿的诊断依据
   A. 在慢性支气管炎基础上出现逐渐加重的呼吸困难

B. 口唇和甲床发绀
C. 两肺叩诊过清音，呼吸音减低
D. 有阻塞性通气功能障碍
E. 胸片两肺透亮度增加，横膈低平

9. 凡咳、痰、喘每年发病至少几个月，持续几年以上，并排除其他慢性胸肺疾病者，即可诊断为慢性支气管炎
A. 至少 6 个月，持续 10 年以上
B. 至少 3 个月，持续 2 年以上
C. 至少 1 个月，持续 3 年以上
D. 至少 2 个月，持续 5 年以上
E. 至少 3 个月，持续 5 年以上

10. 阻塞性肺气肿最常见的病因为
A. 支气管哮喘
B. 慢性支气管炎
C. 支气管扩张
D. 肺结核
E. 矽肺

11. 早期慢性支气管炎肺部 X 线表现是
A. 两肺纹理增粗、紊乱
B. 肺野透亮度增加
C. 胸廓扩张、肋间增宽
D. 膈肌下降
E. 无特殊征象

12. 慢性阻塞性肺气肿最主要的症状是
A. 慢性咳嗽
B. 晨起咳痰量多
C. 逐渐加重的呼吸困难
D. 发作性喘息
E. 常继发肺部感染

13. 女性，56 岁。慢性咳嗽、咳痰 3 年，每年冬季发作，多持续 3～4 个月，近 1 周再次出现咳嗽、咳痰，为白黏痰，无发热、呼吸困难。查血 WBC 7.0×10^9/L，分叶中性粒细胞 68%，淋巴细胞 30%，嗜酸性粒细胞 1%，单核细胞 1%，尿常规正常，胸片双肺纹理增多、紊乱。查肺功能：FVC 正常，FEV_1/FVC 正常，FEV_1 正常，DLCO 正常。最恰当的诊断是
A. 慢性阻塞性肺疾病（COPD）
B. 肺结核
C. 支气管哮喘
D. 支气管扩张
E. 慢性支气管炎

14. 支气管哮喘发作时，最有诊断意义的体征是
A. 胸廓饱满
B. 肋间隙增宽
C. 听诊两肺广泛哮鸣音
D. 触诊胸部语颤减弱
E. 叩诊胸部过清音

15. 支气管哮喘患者突发胸痛、气急、呼吸困难，应考虑
A. 肺炎
B. 胸膜炎
C. 自发性气胸
D. 左心衰竭
E. 支气管哮喘急性发作

16. 慢性肺心病急性加重期治疗措施中最重要的是
A. 抗菌药物
B. 解痉、平喘药
C. 化痰药
D. 利尿剂
E. 呼吸中枢兴奋剂

17. 外源性支气管哮喘，浆细胞产生使人体致敏的抗体是

A. IgA　B. IgG　C. IgM　D. IgE　E. IgD

18. 用于预防过敏性支气管哮喘发作的首选药物是

A. 麻黄碱　B. 哮喘灵

C. 异丙肾上腺素　D. 氨茶碱

E. 色甘酸钠

19. 支气管哮喘与心源性哮喘一时难以鉴别时，应采用下列哪种药物治疗

A. 毛花苷 C　B. 肾上腺素

C. 氨茶碱　D. 异丙肾上腺素

E. 吗啡或哌替啶

20. 支气管哮喘的主要临床表现为

A. 反复发作的带有哮鸣音的吸气性呼吸困难

B. 反复发作的带有哮鸣音的呼气性呼吸困难

C. 反复发作的带有哮鸣音的混合性呼吸困难

D. 突然发作的夜间阵发性呼吸困难

E. 逐渐加重的咳嗽、咳痰与呼吸困难

21. 引起慢性肺心病失代偿最常见的诱因是

A. 过度劳累　B. 营养不良

C. 空气污染　D. 哮喘发作

E. 急性呼吸道感染

22. 重症支气管哮喘的患者，动脉血气分析最可能的结果是

A. 呼吸性酸中毒　B. 呼吸性碱中毒

C. 代谢性酸中毒　D. 呼酸合并代酸

E. 呼酸合并代碱

23. 提示早期慢性肺源性心脏病的临床表现是

A. 胸闷、呼吸困难　B. 心悸、心音遥远

C. 发绀、乏力易疲劳　D. 颈静脉怒张

E. 可见剑突下明显心脏搏动

24. 诊断慢性肺源性心脏病的主要依据是

A. 慢性支气管-肺疾病病史　B. 肺动脉高压、右心室肥大

C. 发绀、呼吸困难　D. 两肺干湿啰音

E. 酸碱平衡失调

25. 支气管哮喘发作的主要病理基础是

A. 细菌感染　B. 支气管痉挛

C. 副交感神经兴奋　D. 支气管分泌物增多

E. 气道的非特异性炎症

26. 男性，16 岁，今日突发呼吸困难，发作前有鼻痒、喷嚏、流涕、干咳。体检：血压正常、端坐呼吸、额部出汗，双肺有哮鸣音，心率 110 次/分。律齐，无杂音。下列哪项诊断正确

A. 上呼吸道感染　B. 支气管哮喘

C. 慢性支气管炎喘息型　　D. 病毒性心肌炎
E. 急性支气管炎

27. 支气管哮喘患者，持续发作约 26 小时，大汗淋漓，发绀，端坐呼吸，双肺肺气肿征，有散在哮鸣音。首选的治疗是
A. 山莨菪碱（654－2）静脉注射　　B. 补液＋糖皮质激素＋氨茶碱
C. 沙丁胺醇气雾剂吸入＋溴化异丙托品吸入　　D. 色甘酸钠吸入＋糖皮质激素
E. 补液＋氨茶碱

28. 慢性肺源性心脏病最常见的病因是
A. 肺结核　　B. 支气管哮喘
C. 支气管扩张　　D. 慢性支气管炎
E. 原发性肺动脉高压症

29. 慢性肺心病最常见的酸碱失衡类型是
A. 代谢性酸中毒　　B. 代谢性碱中毒
C. 呼吸性酸中毒　　D. 呼吸性碱中毒
E. 代谢性酸中毒合并呼吸性碱中毒

30. 预防及治疗支气管哮喘的最有效药物是
A. 糖皮质激素　　B. 茶碱类
C. 抗胆碱药　　D. β_2 受体激动剂
E. 色甘酸钠

31. 慢性肺源性心脏病急性加重期的治疗最不适宜的是
A. 控制感染　　B. 通畅呼吸道
C. 早期强心利尿　　D. 持续低流量吸氧
E. 纠正酸碱失衡

32. 某患者，因支气管哮喘住院治疗 10 余天，今晨突感左上胸短暂刺痛，逐渐感呼吸困难，不能平卧。心率 120 次/分，律不齐，左肺呼吸音减弱，此患者首先考虑并发下列何种情况
A. 支气管哮喘急性发作　　B. 心绞痛
C. 自发性气胸　　D. 肺不张
E. 急性心力衰竭

33. 干性支气管扩张症的主要症状是
A. 反复咳嗽　　B. 反复咯血
C. 大量脓痰　　D. 营养不良
E. 肌肉酸痛

34. 使支气管扩张患者保持呼吸道引流通畅的方法，不正确的是
A. 强镇咳剂　　B. 祛痰剂
C. 体位引流　　D. 支气管舒张药
E. 纤维支气管镜吸痰

35. 女性，30 岁。受凉后高热、寒战、咳嗽，咳铁锈色痰 3 天。体检：体温 38.5℃，右上肺语颤增强，有湿啰音。血白细胞 18×10^9/L，中性粒细胞 0.90，淋巴细胞 0.10。最可能的诊断为

A. 上呼吸道感染
B. 急性支气管炎
C. 肺炎链球菌肺炎
D. 急性肺脓肿
E. 肺结核

36. 男性，75 岁，1 周前因感冒咳嗽、咳痰，量多，黏稠带血，后变为红色胶冻样痰。查体：心率 120 次/分，右肺叩浊，呼吸音低，偶有湿啰音。WBC 10.0×10^9/L，X 线显示右上肺大片密度增高阴影，内有多个小透亮区，水平叶裂呈弧形下坠，最可能诊断为
A. 金黄色葡萄球菌肺炎
B. 肺炎链球菌肺炎
C. 干酪性肺炎
D. 克雷白杆菌肺炎
E. 支气管肺炎

37. 克雷白杆菌肺炎的典型临床表现是
A. 起病急
B. 畏寒、高热
C. 胸痛、气急、发绀
D. 可早期出现休克
E. 咳胶冻样砖红色脓痰

38. 肺炎链球菌肺炎抗生素治疗的停药指征是
A. 热退停药
B. 热退 3 天
C. 热退 7 天
D. 临床症状、体征消失
E. 胸片炎变消退

39. 肺炎链球菌的主要致病物质是
A. 外毒素
B. 内毒素
C. 高分子多糖荚膜
D. 溶血素
E. 血浆凝固酶

40. 支气管扩张症最有意义的体征是
A. 贫血
B. 杵状指
C. 消瘦
D. 固定的局限性湿啰音
E. 多变的哮鸣音

41. 肺炎链球菌在肺泡内繁殖，通过哪一种途径扩散而致肺段或肺叶实变
A. 经支气管播散
B. 经淋巴管播散
C. 经 Cohn 孔播散
D. 血行播散
E. 细菌荚膜破坏肺泡壁

42. 关于葡萄球菌肺炎，下列哪项是**错误**的
A. 肺部急性化脓性感染
B. 多数经血行感染
C. 全身中毒症状重
D. 痰、血培养菌确诊
E. 不易出现休克

43. 院内感染所致肺炎中，主要病原体是
A. 肺炎链球菌
B. 革兰阴性杆菌
C. 金黄色葡萄球菌
D. 病毒
E. 真菌

44. 女性，25 岁，咳嗽、咳脓痰 10 年，间歇咯血，痰量 40ml/d；体检肺部可闻及固定而持久的湿啰音；胸片两下肺纹理紊乱。诊断应首先考虑

A. 慢性支气管炎
B. 慢性肺脓肿
C. 支气管扩张症
D. 肺结核
E. 支气管肺癌

45. 关于呼吸衰竭的治疗，哪项不正确
A. 纠正缺氧
B. 改善通气
C. 强心、利尿
D. 纠正水、电解质和酸碱失衡
E. 病因治疗

46. 诊断呼吸衰竭最重要的血气分析指标是
A. pH 低于 7.35
B. 动脉血氧分压低于 60 mmHg
C. 动脉血二氧化碳分压高于 50 mmHg
D. 二氧化碳结合力高于 29mmol/L
E. BE<-2.3mmol/L

47. 治疗呼吸衰竭时，为建立通畅的气道应采取以下措施，除了
A. 给予可待因止咳
B. 给予祛痰药促进排痰
C. 给予支气管解痉药
D. 必要时做气管插管吸痰
E. 必要时做气管切开吸痰

48. 呼吸衰竭急性加重和失代偿期的最常见诱因是
A. 精神紧张
B. 过度劳累
C. 急性呼吸道感染
D. 心包积液
E. 结核性胸膜炎

49. 呼吸衰竭患者缺氧的典型表现是
A. 呼吸困难
B. 呼吸急促
C. 发绀
D. 心率增快
E. 神经精神症状

50. 呼吸衰竭时，最早出现的临床症状是
A. 发绀
B. 心悸
C. 呼吸困难
D. 血尿
E. 消化道出血

51. 慢性Ⅱ型呼吸衰竭患者治疗时，给氧的原则是
A. 高浓度高流量间断给氧
B. 低浓度低流量间断给氧
C. 低浓度低流量持续给氧
D. 高浓度低流量持续给氧
E. 低浓度高流量持续给氧

52. 男性，70 岁，原有肺心病，感冒后病情加重，咳脓痰、发热、烦躁，继之出现神志模糊、嗜睡。查体：昏迷，口唇发绀，血压 14.7/9.33kPa（110/70mmHg），无病理反射，可能的诊断是
A. 休克
B. 脑血管意外
C. 消化道出血
D. 肺性脑病
E. 弥散性血管内凝血

53. 慢性呼吸衰竭最常见的酸碱失衡是
A. 呼吸性酸中毒
B. 呼吸性碱中毒
C. 代谢性酸中毒
D. 代谢性碱中毒

E. 呼吸性酸中毒+呼吸性碱中毒

54. 结核病最重要的传染源是

A. 原发性肺结核患者　　B. 血行播散型肺结核患者
C. 干酪性肺结核患者　　D. 慢性纤维空洞性肺结核患者
E. 浸润性肺结核患者

55. 成人肺结核最常见的类型是

A. 原发综合征　　B. 血行播散型肺结核
C. 浸润型肺结核　　D. 慢性纤维空洞型肺结核
E. 结核性胸膜炎

56. 判定肺结核临床类型的主要依据是

A. 肺部体征　　B. 痰菌检查
C. 胸部 X 线征象　　D. 结核菌素试验
E. 全身中毒症状

57. 结核性渗出性胸膜炎常规治疗**不包括**

A. 激素治疗　　B. 胸腔抽液
C. 对症治疗　　D. 支持疗法
E. 抗结核治疗

58. 抗结核药物应用的原则是

A. 早期　　B. 适量
C. 规律　　D. 全程
E. 以上都正确

59. 下列抗结核药中**不属于**杀菌药物的是

A. 利福平　　B. 链霉素
C. 异烟肼　　D. 乙胺丁醇
E. 吡嗪酰胺

60. 女性，22 岁，患肺结核 5 年，近 2 个月来低热、咳嗽、痰中带血。2 小时前突然咯血不止而急诊入院。治疗应首选

A. 垂体后叶素　　B. 输液
C. 氧气吸入　　D. 镇咳剂
E. 镇静剂

61. 早期发现肺结核最有效的方法是

A. 痰菌检查　　B. X 线检查
C. 红细胞沉降率测定　　D. 纤维支气管镜检查
E. 结核菌素试验

62. 结核性干性胸膜炎最重要的体征是

A. 胸部压痛　　B. 语颤减弱
C. 胸膜摩擦音　　D. 呼吸音减低
E. 呼吸运动减弱

63. 抗结核化疗时可引起高尿酸血症的药物是

A. INH　　B. RFP　　C. EMB　　D. PAS　　E. PZA

64. 以内源性感染为主的肺结核，胸片示病灶呈多样性表现的是
A. 原发型肺结核
B. 浸润型肺结核
C. 急性粟粒型肺结核
D. 慢性血行播散型肺结核
E. 慢性纤维空洞型肺结核

65. 大咯血窒息时，应立即采取的措施是
A. 吸氧
B. 输血
C. 静脉推注垂体后叶素
D. 去除呼吸道梗阻
E. 静脉呼吸兴奋剂

66. 确诊肺结核最可靠的依据是
A. 红细胞沉降率增快
B. PPD 皮试阳性
C. 痰菌阳性
D. 低热、盗汗
E. 结核接触史

(67～69 共用题干)

老年男性。反复咳嗽、咳痰 4～5 年，近 2 个月来病情加重，痰量多，青霉素氨基糖苷类抗生素治疗效果欠佳。查体：背部双下肺野可闻湿啰音，血 WBC 7.6×10^9/L，N 76%。

67. 该病人诊断应为
A. 慢性支气管炎慢性迁延期
B. 慢性支气管炎，阻塞性肺气肿
C. 慢性支气管炎，急性发作期
D. 支气管肺癌合并感染
E. 肺脓肿

68. 指导治疗，下列哪项检查最有意义
A. 胸部 X 线检查
B. 胸部 CT
C. 痰培养＋药敏
D. 纤维支气管镜
E. 血培养

69. 患者疗效欠佳的主要原因是
A. 未进行痰液引流
B. 病毒细菌感染
C. 未使用广谱抗生素
D. 营养不佳
E. 未进行心理治疗

70. 支原体肺炎应首选
A. 青霉素
B. 红霉素
C. 庆大霉素
D. 林可霉素
E. 耐青霉素酶的 β-内酰胺类抗生素

B 型题

(71～73 题共用备选答案)
A. 肺炎链球菌
B. 金黄色葡萄球菌
C. 肺炎支原体
D. 腺病毒
E. 以上均是

71. 引起大叶性肺炎的最常见病原体为
72. 可引起小叶性肺炎的病原体有
73. 在这些病原体中，引起社区获得性肺炎的最常见病原体为

（74～75 题共用备选答案）

A. 青霉素　　B. 红霉素

C. 庆大霉素　　D. 林可霉素

E. 耐青霉素酶的β-内酰胺类抗生素

74. 金黄色葡萄球菌肺炎首选

75. 克雷白杆菌肺炎首选

（76～79 题共用备选答案）

A. INH　　B. PZA　　C. EMB　　D. PAS　　E. SM

76. 能引起球后视神经炎的是

77. 可引起严重胃肠道反应的是

78. 可损害第Ⅷ对颅神经的是

79. 可能发生高尿酸血症的是

循环系统疾病学习情境

学习任务一　心力衰竭

【考纲要求】

1. 基本知识　基本病因及诱因、心力衰竭的类型、病理生理、心功能分级。

2. 慢性心力衰竭的临床表现、诊断与鉴别诊断、治疗方法、顽固性心力衰竭的定义及对策。

3. 急性心力衰竭的病因、临床表现、急性左心衰竭的抢救措施。

【考点纵览及知识要点】

概述：心力衰竭（心衰）是各种心脏疾病导致心功能不全的一种综合征，绝大多数情况下是指心肌收缩力下降，使心排血量不能满足机体代谢需要，器官、组织血液灌注不足，同时出现肺循环和（或）体循环淤血的表现。

一、病因

1. 基本病因　原发性心肌损害和心脏负荷过重：冠心病心肌梗死，糖尿病性心肌病是导致心衰的最常见病因。

2. 诱因　感染、心律失常、血容量增加、劳累或激动、治疗不当及原有心脏病加重或并发他病均可诱发心衰，其中以呼吸道感染最为常见。

二、病生理和发病机制

心肌损伤后通过 Frank-Starling 机制、心肌肥厚、神经体液的代偿机制一方面使心功能在一定范围内维持在相对正常水平，另一方面又进一步加重心肌的损害和引起心室重塑。心室重塑是心衰发生和发展的基本机制。

三、心功能分级

根据患者自觉活动能力，心功能分为四级，根据客观辅助检查来评估心脏病变的严重程度，分为 A、B、C、D 四级。

四、临床表现

慢性心力衰竭中左心衰主要表现为肺循环淤血和心排血量降低，三个主要表现：呼吸困难、咳嗽和咯血、肺底水泡音，心源性哮喘是左心衰呼吸困难最严重的表现，注意其与支气管哮喘的区别。右心衰三个主要表现：颈静脉怒张、肝大、水肿。

五、治疗

治疗心衰重要措施是减轻心脏前负荷用利尿剂，静脉扩张剂，后负荷用动脉扩张剂，ACEI 剂及 β 受体阻断剂的应用及方法：不可逆心衰患者唯一的方法是心脏移植。

六、急性心力衰竭

多指左心衰，表现为端坐呼吸、咳嗽、咳粉红色泡沫样痰、双肺干啰音。急救措施：半卧位、腿下垂、吸氧、利尿等，有呼吸系统疾病时禁用吗啡。

七、顽固性心力衰竭

又称难治性心力衰竭，是指尽管经 ACEI 和（或）其他血管扩张剂，以及利尿剂和洋地黄系统治疗，但严重的心力衰竭仍不见好转的状况。

顽固性心力衰竭处理的第一步是努力寻找导致顽固性心力衰竭的可能病因，并设法纠正。导致顽固性心力衰竭的可能病因包括：风湿活动、感染性心内膜炎、贫血、甲状腺功能亢进、电解质紊乱、洋地黄过量、反复肺栓塞、合并感染、大量饮酒、是否同时接受了有水钠潴留作用（如皮质激素等）和（或）负性肌力作用（如钙离子拮抗剂、某些抗心律失常药）的药物。在对因治疗的基础上，还应调整抗心力衰竭治疗，并加强利尿剂、血管扩张剂和正性肌力药物的联合应用。必要时可使用血液超滤治疗顽固性水肿。

【习题训练】

A 型题

1. 右心衰竭患者最有诊断意义的体征是

A. 心率明显增快　　B. 心律显著不齐
C. 胸骨左缘 3～4 肋间闻及舒张期奔马律　　D. 胸骨左缘 3～4 肋间闻及收缩期杂音
E. 肺动脉瓣区第 2 心音明显亢进

2. 男性，50 岁，突起呼吸困难，咯粉红色泡沫痰，血压 190/100mmHg。该患者的最佳治疗药物是

A. 毛花苷 C　　B. 氨茶碱
C. 硝普钠　　D. 多巴酚丁胺
E. 硝酸甘油

3. 治疗慢性心功能不全和逆转心肌肥厚，并能降低病死率的药物是

A. 强心苷　　B. 哌唑嗪
C. 硝酸甘油　　D. 酚妥拉明
E. 卡托普利

4. 哌唑嗪的不良反应可表现为

A. 低血钾　　B. 消化性溃疡
C. 水钠潴留　　D. 粒细胞减少
E. 体位性低血压

5. 氨苯蝶啶作用的特点是

A. 产生低氯碱血症　　B. 具有抗醛固酮作用

C. 产生高血糖反应
D. 产生高血钾症
E. 产生低血钠症

6. 引起左室后负荷增高的主要因素是
A. 肺循环高压
B. 体循环高压
C. 回心血量增加
D. 主动脉瓣关闭不全
E. 红细胞压积增大

7. 对心力衰竭病人进行择期手术，至少待心衰控制以后
A. <1 周
B. 1～2 周
C. 3～4 周
D. 5～6 周
E. >6 周

8. 慢性心力衰竭时推荐使用的β受体阻断剂是
A. 所有已上市的β受体阻断剂
B. 美托洛尔
C. 阿替洛尔
D. 普萘洛尔
E. 吲哚洛尔

9. 对未经治疗的患者，以下检查项目，哪项结果正常时最有助于排除心力衰竭
A. 心电图
B. 胸部 X 线检查
C. 冠状动脉造影
D. 血浆利钠肽水平
E. 血浆肌钙蛋白水平

10. 老年心力衰竭患者症状加重的最常见诱因是
A. 过度劳累
B. 摄入液体过多
C. 心肌缺血
D. 室性期前收缩
E. 呼吸道感染

11. 右心衰竭的病人常因组织液生成过多而致下肢水肿，其主要原因是
A. 血浆胶体渗透压降低
B. 毛细血管血压增高
C. 组织液静水压降低
D. 组织液胶体渗透压升高
E. 淋巴回流受阻

12. 下列能使心输出量增加的因素是
A. 心迷走中枢紧张性增高
B. 心交感中枢紧张性增高
C. 静脉回心血量减少
D. 心室舒张末期容积减小
E. 颈动脉窦内压力增高

13. 改善急性左心衰竭症状最有效的药物是
A. 利尿剂
B. 洋地黄
C. 钙离子拮抗剂
D. β受体阻断剂
E. 血管紧张素转换酶抑制剂

14. 提示左心功能不全的脉搏是
A. 奇脉
B. 迟脉
C. 交替脉
D. 水冲脉
E. 重搏脉

15. 心力衰竭患者水肿通常首先出现在
A. 眼睑
B. 双手

C. 颜面　　D. 身体最低部位
E. 腹部

（16～17 题共用题干）

男性，40 岁，因呼吸困难和水肿入院。查体发现颈静脉怒张，肝在右肋缘下 4cm，表面光滑，轻度压痛，双下肢压陷性水肿。

16. 检查心脏时可能发现
A. 心尖搏动向左下移位
B. 心脏形态呈靴形
C. 心尖部可听到舒张期杂音
D. 主动脉瓣区可听到粗糙的收缩期杂音
E. 主动脉瓣第二听诊区可听到叹气样舒张期杂音

17. 该患者心音可有以下变化，除了
A. 心尖部第二心音增强　　B. 心尖部第一心音增强
C. 肺动脉瓣区第二心音增强　　D. 肺动脉瓣区第二心音分裂
E. 心尖部第一心音可呈拍击性

学习任务二　心律失常

【考纲要求】

1. 窦性心律失常的病因和临床意义、心电图表现及处理原则。

2. 室上性心律失常　房性期前收缩的常见病因、心电图表现及治疗。心房颤动（房颤）和阵发性室上性心动过速（室上速）的常见病因、心电图表现及治疗。

3. 室性心律失常　阵发性室性心动过速（室速）、心室纤颤（室颤）的心电图表现及治疗、室性期前收缩的常见病因、临床表现、心电图表现及治疗。

4. 房室传导阻滞　房室传导阻滞的常见病因及心电图表现，房室传导阻滞的治疗。

【考点纵览及知识要点】

1. 窦性心律失常　病因：可见于生理状态和病理状态，常不需要特殊治疗或适当针对病因治疗。心电图的特点：首先要符合窦性心律的特点：P 波在Ⅰ、Ⅱ、aVF 导联直立，在 aVR 导联倒置，PR 间期 0.12～0.20s（3～5 个小格）。其次看 PP 间期：

（1）窦性心动过速：PP 间期＜0.60s（PP 间期＜3 个中格），心率＞100bpm。

（2）窦性心动过缓：PP 间期＞1.0s（PP 间期＞5 个中格），心率＜60bpm。

（3）窦性心律不齐：长 PP 间期＞短 PP 间期 0.12s。

2. 房性期前收缩　病因：正常人激动、生气、喝浓茶、咖啡、运动；各种器质性心脏病；其他部位的疾病：甲亢、流感等；电解质紊乱：低钾；洋地黄过量。治疗：一般不需治疗，有症状者首选镇静剂或β受体阻断剂，次选普罗帕酮、维拉帕米等。心电图特点：①提前出现的 P′波，其形态与窦性 P 波不同；②P′R 间期＞0.12s；③QRS 波的形态可正常或宽大畸形；④代偿间歇大多不完全。

3. 心房颤动　病因：风湿性心脏病二尖瓣狭窄最常见。其次：冠心病、高血压性心脏病、甲亢、肺心病等。治疗：控制心室率；转复心律。心电图特点：①各导联 P 波消失，代之以大小不等的 f 波，频率 350～600bpm；②RR 间期绝对不等；③QRS 波形态多正常，有室内差异性传导时可宽大畸形。

4. 阵发性室上性心动过速　病因：多见于正常人。治疗：终止方法可用刺激迷走神经法，根治的最好的方法为射频消融。

5. 室性期前收缩　病因：与房性期前收缩基本相同。治疗：偶发者可不治疗。频发者首选安碘酮；高危性室性期前收缩频发、多元性室性期前收缩、短阵室速、RonT 等的治疗：利多卡因、心律平。心电图特点：①提前出现的 QRS 波群宽大畸形，时限＞0.12m。②该 QRS 波前无相关 P 波，其后的 T 波与主波的方向相反。③大多有完全的代偿间歇。

6. 室速的心电图特点：①3 个或以上的室性期前收缩连续出现；②QRS 波形态畸形，时限超过 0.12s，ST-T 方向与 QRS 波群主波方向相反；③呈房室分离现象，可见心室夺获与室性融合波。④心室率为 100～250 次/分。

7. 心室纤颤　病因：冠心病、高血压性心脏病、甲亢、肺心病等。治疗：室颤为致命的心律失常，首选非同步直流电除颤。心电图特点：QRS-T 波完全消失，出现大小不等、极不匀齐的低小波，频率 200～500 次/分。

8. 房室传导阻滞（AVB）　AVB 是由于冲动从心房到心室过程中不能下传，根据阻滞程度分为三度。病因：多见于器质性心脏病；洋地黄中毒；少部分正常人。心电图特点：一度房室传导阻滞：①P 波规律出现，每一 P 波之后均有 QRS 波；②P-R 间期＞0.20s。二度房室传导阻滞：二度Ⅰ型 AVB：P-R 间期逐渐延长，直到 P 波后面无 QRS 波，如此周而复始；二度Ⅱ型 AVB：P-R 间期恒定，随时都有 P 波受阻，QRS 波脱落。一度 AVB 和二度 AVB 无特殊治疗。三度 AVB：①P 波、QRS 波各自规律出现，两者无相关，P-P 相等，R-R相等；②QRS 可以是室上性，也可以是室性。治疗：心率过慢者可予阿托品，症状明显者可安装起搏器。

【习题训练】

A 型题

1. 强心苷治疗快速性心律失常的主要机制是
   A. 缩短心房有效不应期　　B. 减慢房室传导
   C. 抑制窦房结　　D. 直接抑制
   E. 延长心房不应期
2. 心房颤动最常见于
   A. 冠心病　　B. 风心病二尖瓣狭窄
   C. 高血压性心脏病　　D. 甲亢性心脏病
   E. 缩窄性心包炎
3. 为根治由旁路引发的折返性室上性心动过速，应首选
   A. 外科手术　　B. 射频消融治疗
   C. 抗心动过速起搏器　　D. 长期服用有效药物
   E. 自动心脏复律除颤器
4. 阵发性室上性心动过速不伴心力衰竭者首选

A. 静滴利多卡因　　B. 静注维拉帕米
C. 口服苯妥英钠　　D. 静滴 10%氯化钾
E. 口服美西律

5. 室性心动过速伴严重血液动力学障碍时，终止发作的首选方法是
A. 利多卡因　　B. 胺碘酮
C. 同步直流电复律　　D. 人工起搏超速抑制
E. 压迫颈动脉窦

6. 慢性心房颤动是指病史
A. 大于 24 小时　　B. 大于 48 小时
C. 大于 3 天　　D. 大于 1 个月
E. 大于 3 个月

7. 阵发性室上性心动过速的发生机制主要是
A. 心肌缺血　　B. 折返机制
C. 高血压病　　D. 感染性心内膜炎
E. 洋地黄中毒

8. 阵发性房颤的治疗原则是
A. 预防复发，发作时控制心室率　　B. 抗凝治疗，发作时控制心室率
C. 抗凝治疗，发作时转复窦律　　D. 转复窦律，发作时控制心室率
E. 预防复发，发作时转复窦律

9. 下列不属于三度房室传导阻滞心电图表现的是
A. P 与 QRS 无关　　B. R-R 间期可相等
C. R 波频率大于 P 波频率　　D. P-P 间期可相等
E. 心室率多在 30～40 次/分

10. 心房颤动患者服用华法林，凝血酶原时间的国际标准化率（INR ）应控制在
A. 1.0～1.9　　B. 2.0～3.0
C. 3.1～3.5　　D. 3.6～4.0
E. >4.0

11. 对药物治疗无效的反复发作室性心动过速/心室纤颤的心力衰竭患者，最适宜的治疗为
A. 服用阿托品　　B. 植入型心脏转复除颤器
C. 服用奎尼丁　　D. 安置房室顺序起搏器
E. 静脉维拉帕米

（12～14 题共用题干）

男性，56 岁，心房颤动患者，突发一过性黑朦。2 周来共发生过 5 次，每次持续 2～15s。查体无神经系统异常。脑 CT 无异常。

12. 可能的诊断是
A. 脑动脉瘤　　B. 脑血栓形成
C. 脑出血　　D. 脑血管畸形
E. 短暂性脑缺血发作

13. 主要累及的血管是
A. 基底动脉系
B. 椎动脉系
C. 颈内动脉系
D. 大脑后动脉
E. 大脑前动脉
14. 最适宜的预防治疗药物是
A. 阿司匹林
B. 低分子右旋糖酐
C. 丙戊酸钠
D. 胞二磷胆碱
E. 降纤酶

(15～16 题共用题干)
女性，32 岁，有心脏病 4 年，最近感到心悸，听诊发现心率 100 次/分，律不齐，第一心音强弱不等，心尖部有舒张期隆隆样杂音。
15. 听诊最可能发现
A. 房性期前收缩
B. 室性期前收缩
C. 窦性心律不齐
D. 心房颤动
E. 窦性心动过速
16. 为进一步检查心律失常的性质，应首选
A. 心电图检查
B. 超声心动图
C. X 线胸片
D. 嘱病人左侧卧位听诊
E. 嘱病人屏气后听诊

B 型题

(17～20 题共用备选答案)
A. 地尔硫䓬（硫氮䓬酮）
B. 洋地黄
C. 阿托品
D. 利多卡因
E. 胺碘酮
下列疾病时宜选择的治疗药物为
17. 急性前壁心肌梗死并发加速性室性自主律
18. 预激综合征合并快速心房颤动
19. 肥厚型梗阻性心肌病
20. 前壁心肌梗死并发短阵室速

(21～22 题共用备选答案)
A. P-R 间期不变且大多正常，P 波突然受阻，QRS 波群脱落
B. P-R 间期逐渐缩短，直到 P 波受阻，QRS 波群脱落
C. P 波与 QRS 波群无关，P-P 间期＜R-R 间期
D. P-R 间期逐渐延长，直到 P 波受阻，QRS 波群脱落
E. P-R 间期＞0.20s，每个 P 波后均有 QRS 波群
21. 诊断为二度Ⅰ型房室传导阻滞的是
22. 诊断为三度房室传导阻滞的是

学习任务三　高血压

【考纲要求】

1. 高血压的概念和分类
2. 主要临床表现和并发症
3. 诊断和鉴别诊断
4. 治疗目的和靶血压
5. 治疗
6. 主要降压药物的作用特点及副作用
7. 特殊人群（糖尿病、慢性肾病、脑血管病、老年人、高血压急症）的降压问题
8. 顽固性高血压的概念和主要原因

【考点纵览及知识要点】

一、高血压的诊断标准

高血压的诊断必须以未服用降压药物情况下 2 次或 2 次以上非同日多次血压测定所得的平均值为依据，血压≥140/90mmHg，注意高血压的分级及危险分组。

根据高血压的发病原因，将其分为原发性高血压和继发性高血压两类。

二、高血压的治疗

1. 改善生活行为
2. 降压药分六类　利尿剂、β受体阻断药、钙拮抗药、血管紧张素Ⅰ转换酶抑制药等。
3. 降压目标值　降压目标 140/90mmHg 以下。

三、恶性高血压的临床特点

高血压脑病是血压升高出现剧烈头痛、恶心、呕吐、抽搐、昏迷，病理上以肾小动脉纤维样坏死为突出特点。紧急处理：控制性降压。

四、顽固性高血压

当使用包括 1 种利尿剂在内的、足够而合理的 3 种抗高血压药物治疗，且所用的 3 种药物已达到最大剂量，但血压仍未控制到 140/90 mmHg 以下目标血压者应为顽固性高血压。此外，对于老年单纯性收缩期高血压患者，如果经过足够剂量 3 种抗高血压药物治疗后，其收缩压仍未降到 160 mmHg 以下者，也称为顽固性高血压。其主要病因：患者服药依从性差，未能坚持非药物疗法及误用升高血压的药物。

【习题训练】

A 型题

1. 关于原发性高血压的治疗，下列哪项是错误的

A. 年轻人高血压，将血压控制在 130/80mmHg 以内
B. 老年人纯收缩期高血压，将血压控制在 160mmHg 左右
C. 老年人高血压，可将血压降至 140/90mmHg 以下
D. 对于血压控制不理想者，可采用 2 种类别降压药物联合应用
E. 根据高血压病人的血压情况，调整降压药物的剂量

2. 恶性高血压与急进型高血压的区别要点是
A. 眼底有无视盘水肿
B. 舒张压的高低程度
C. 有无肾功能不全
D. 有无心功能不全
E. 有无脑功能障碍

3. 对于高血压病人的降压治疗，下述哪项不正确
A. 除危重病例外，降压药物从小剂量开始
B. 绝大多数病人需要长期用药
C. 血压降至正常时，即可停药
D. 首选第一线降压药物
E. 根据个体化原则选用降压药物

4. 慢性肾炎引起高血压肾功能不全与高血压病引起肾功能不全的最重要的鉴别资料是
A. 血压增高程度
B. 肾功能损害程度
C. 眼底改变
D. 高血压与肾炎的发病史
E. 心功能改变

5. 高血压病最严重的病变是
A. 左心室肥大
B. 颗粒性固缩肾
C. 脑软化
D. 脑出血
E. 视网膜出血

6. 高血压病脑出血破裂的血管多为
A. 大脑中动脉
B. 大脑基底动脉
C. 豆纹动脉
D. 内囊动脉
E. 大脑前动脉

7. 高血压伴低血钾应首先考虑
A. 主动脉缩窄
B. 原发性醛固酮增多症
C. 嗜铬细胞瘤
D. 继发于慢性肾炎的高血压
E. 肾动脉狭窄

8. 下列降压药物中，便秘发生率最高的是
A. 硝苯地平
B. 维拉帕米
C. 氯沙坦
D. 普萘洛尔
E. 卡托普利

9. 高血压病脑出血最常见的部位是
A. 豆状核和丘脑
B. 内囊和基底节
C. 蛛网膜下腔
D. 侧脑室
E. 大脑髓质

10. 高血压防治中健康教育的对象是
A. 全人群
B. 学龄期儿童
C. 中老年人群
D. 高血压病高危人群

E. 高血压病人

11. 对脑血管具有较强扩张作用的钙拮抗剂是

A. 维拉帕米　　B. 硝苯地平

C. 尼莫地平　　D. 地尔硫䓬

E. 戈洛帕米

12. 某钙拮抗剂可抑制房室结传导，大剂量可致窦房结、房室结电活动消失，还可舒张冠状血管及外周血管，并可降低血压，此药物最可能是

A. 地尔硫䓬　　B. 维拉帕米

C. 硝苯地平　　D. 氟桂利嗪

E. 尼卡地平

13. 某高血压伴充血性心力衰竭患者，同时患有肾上腺嗜铬细胞瘤和外周血管痉挛性疾病，应选用的治疗药物是

A. 强心苷　　B. 糖皮质激素

C. 血管紧张素转换酶抑制剂（ACEI）　　D. 酚妥拉明

E. 哌唑嗪

14. 高血压伴心绞痛及哮喘患者，出现肾功能不全时，下列最适合用于治疗的药物是

A. 卡托普利　　B. 普萘洛尔

C. 硝苯地平　　D. 氢氯噻嗪

E. 哌唑嗪

15. 男性，67 岁，患高血压 18 年，2 年前患急性前壁心肌梗死，门诊测血压 170/100mmHg，心率 96 次/分，该患者的最佳药物选择是

A. 美托洛尔　　B. 维拉帕米

C. 卡托普利　　D. 吲达帕胺

E. 哌唑嗪

16. 男性，28 岁，查血压 160/95mmHg，Hb85g/L，蛋白（+），颗粒管型 2～3/HP，BUN 10mmol/L，Cr 220μmol/L，对该患者**不宜**采取

A. 低蛋白饮食　　B. 高蛋白饮食

C. 低钠饮食　　D. 根据尿量多少适当限水

E. 低磷饮食

17. 男性，61 岁，患有高血压，同时伴有 2 型糖尿病，尿蛋白（+）。对此患者最佳的降压药物为

A. 利尿剂　　B. 钙拮抗剂

C. ACEI　　D. α 受体阻断剂

E. β 受体阻断剂

（18～19 题共用题干）

男性，30 岁，头晕、乏力 2 年，血压 160/100mmHg，血红蛋白 80g/L，尿比重 1.014，尿蛋白（++），颗粒管型 0～2/HP，BUN 16.4mmol/L（46mg/dl），血肌酐 309.4μmol/L（3.5mg/dl），眼底视网膜动脉细窄迂曲。

18. 可能性最大的诊断是
    A. 高血压病 3
    B. 肾性高血压
    C. 慢性肾小球肾炎尿毒症晚期
    D. 慢性肾小球肾炎氮质血症期
    E. 慢性肾盂肾炎
19. 最佳治疗方案是
    A. 血液透析
    B. 腹膜透
    C. 应用降血压药物
    D. 应用促红细胞生成素
    E. 饮食和对症治疗等非透析综合治疗

B 型题

（20～23 题共用备选答案）

A. 患者血压明显升高，体检：血压 200/ 130mmHg，眼底出血渗出、视盘水肿。实验室报告：肾功能不全
B. 患者血压明显升高、伴有剧烈头痛、呕吐、抽搐
C. 患者平日有心悸、胸痛、劳力时气促、起立或运动时眩晕。体检：胸骨左缘第 3～4肋间可闻较粗糙的喷射性收缩期杂音，屏气时杂音增强
D. 患者 1 周前出现发热、全身无力，现自觉心悸。胸闷，体检：心率 120 次/分，偶闻室性期前收缩，实验室回报 CPK、GOT、LDH 增高
E. 患者气短，端坐呼吸。体检：心脏扩大，听诊可闻及第四心音奔马律，双下肢水肿，超声心动图报告：左心室腔明显扩大

20. 符合扩张型心肌病表现的是
21. 符合有左室流出道梗阻的肥厚型心肌病表现的是
22. 符合病毒性心肌炎表现的是
23. 符合恶性高血压表现的是

学习任务四　冠状动脉粥样硬化性心脏病

【考纲要求】

1. 主要危险因素。
2. 血脂紊乱的分类、诊断及治疗。
3. 缺血性心脏病的分类（ISFC/WHO）。
4. 心绞痛的发病机制、临床表现、辅助检查、诊断与鉴别诊断及治疗。
5. 急性心肌梗死的发病机制、临床表现、心电图和血清心肌酶学改变、诊断和鉴别诊断及并发症和治疗。
6. 急性心肌梗死所致泵衰竭的 Killip 分级。

【考点纵览及知识要点】

1. 冠心病的危险因素中，以高血脂、高血压、高血糖为重要。
2. 缺血性心脏病包括冠状动脉器质性和功能性改变，冠状动脉造影是诊断冠心病的金标准。
3. 稳定型心绞痛是由于心肌急剧、暂时缺血缺氧而产生，其胸痛具有五大特点：胸痛

性质常为压迫性或紧缩性，持续时间 3～5 分钟，含硝酸甘油可缓解。心电图是诊断心绞痛的常用方法，但其诊断要依靠病史及其他辅助检查，需与神经官能症、急性心肌梗死等相鉴别。

4. 不稳定型心绞痛是除稳定型、劳累型心绞痛以外的所有心绞痛，其处理包括硝酸酯类、β受体阻断剂、钙通道阻滞剂、阿司匹林和低分子肝素。

5. 急性心肌梗死的主要发病机制是动脉粥样斑块破溃，血栓形成或冠脉持续痉挛使之完全闭塞，最突出的症状是疼痛，还可出现胃肠道症状、心律失常、心衰和休克，体征多为心率增快、奔马律及乳头肌功能不全；有 Q 波心肌梗死的特征性改变是 ST 段抬高弓背向上，与 T 波融合形成单向曲线和病理性 Q 波；无 Q 波心肌梗死的特点是 ST 段普遍压低；心肌酶学中 CK-MB 特异性最高；心肌梗死诊断三要素：疼痛、心电图和酶学改变，注意与心绞痛、急腹症、急性肺动脉栓塞和主动脉夹层瘤相鉴别；急性心梗并发乳头肌功能不全最常见，长期 ST 段不回落要注意并发室壁瘤。

6. 急性心肌梗死的治疗措施包括监护和一般治疗；解除症状常用罂粟碱、吗啡和哌替啶；溶栓成功判定指标；急诊冠脉成形术室目前最积极有效的方法；消除室性心律失常多用利多卡因；治疗心衰慎用洋地黄类药物，主张用β受体阻断剂和 ACEI 制剂。

7. 急性心肌梗死所致泵衰竭的 Killip 分级，Ⅰ级尚无明显心力衰竭；Ⅱ级有左心衰竭；Ⅲ级有急性肺水肿；Ⅳ级心源性休克等血流动力学改变。

【习题训练】

A 型题

1. 冠心病心绞痛发作的典型部位是
   A. 胸骨体下段之后　　B. 心前区
   C. 心尖部　　D. 剑突下
   E. 胸骨体中、上段之后
2. 急性心肌梗死发生心源性休克的主要机制是
   A. 心排血量急剧下降　　B. 快速性心律失常
   C. 血容量不足　　D. 周围血管扩张
   E. 迷走神经张力过高
3. 急性心肌梗死时，以下哪一种血清酶特异性最高
   A. LDH　　B. α-HBDH　　C. GOT　　D. CK-MB　　E. CPK
4. 下列哪种情况为洋地黄的禁忌证
   A. 扩张型心肌病　　B. 肥厚梗阻型心肌病
   C. 缺血性心肌病　　D. 急性心肌炎
   E. 风湿性心脏病
5. 下列各项临床表现中最不支持心绞痛诊断的是
   A. 疼痛可在睡眠中发生
   B. 含服硝酸甘油，疼痛在 3～5 分钟内缓解
   C. 疼痛在劳累时发生，运动、情绪激动可诱发
   D. 反复出现的局限性心前区刺痛，每次持续仅 2～3 秒
   E. 疼痛可在休息时发生、持续可达 30 分钟以上

6. 最易引起房室传导阻滞的是
A. 前壁心肌梗死
B. 下壁心肌梗死
C. 侧壁心肌梗死
D. 后壁心肌梗死
E. 广泛前壁心肌梗死
7. 急性心肌梗死溶栓治疗中最常用的溶栓剂是
A. 肝素
B. 尿激酶
C. 去纤酶
D. 蝮蛇抗栓酶
E. 阿司匹林
8. 心肌梗死最常发生的部位在
A. 室间隔后 1/3
B. 左心室后壁
C. 右心室前壁
D. 左心室前壁
E. 左心室侧壁
9. 严重冠状动脉狭窄是指冠脉狭窄程度达
A. 50%以上
B. 70%以上
C. 80%以上
D. 90%以上
E. 95%以上
10. 冠心病心绞痛与心肌梗死时胸痛的主要鉴别点是
A. 疼痛的持续时间及对活服硝酸甘油的反应不同
B. 疼痛的部位不同
C. 疼痛性质不同
D. 疼痛的放射部位不同
E. 疼痛时是否伴恶心
11. 心肌梗死 24 小时内并发急性左心衰竭时，最不宜应用
A. 吗啡
B. 洋地黄
C. 利尿剂
D. 硝酸甘油
E. 多巴酚丁胺
12. 诊断冠心病最常用的非创伤性检查方法是
A. 休息时心电图
B. 24 小时动态心电图
C. 心电图运动负荷试验
D. 超声心动图
E. 心脏 CT 检查
13. 不属于风湿热的主要表现的是
A. 发热
B. 关节炎
C. 心肌炎
D. 舞蹈病
E. 环形红斑
14. 急性心肌梗死早期最重要的治疗措施是
A. 抗心绞痛
B. 消除心律失常
C. 补充血量
D. 心肌再灌注
E. 增加心肌营养
15. 急性心肌梗死后窦速伴有室性期前收缩，优先使用的抗心律失常药物是
A. 美西律（慢心律）
B. 普鲁帕酮（心律平）
C. 普萘洛尔（心得安）
D. 奎尼丁
E. 维拉帕米

16. 心肌梗死最常发生的部位在
A. 右心室后壁
B. 左心室后壁
C. 右心室前壁
D. 左心室前壁
E. 左心室侧壁
17. **不能**用于判断急性心肌梗死后溶栓成功的临床指标为
A. 胸痛缓解
B. 心电图示 ST 段下降
C. 频发的室性期前收缩
D. CK－MB 峰值前移
E. 窦性心动过速
18. 急性下壁心肌梗死最易合并
A. 室性期前收缩
B. 房室传导阻滞
C. 心房颤动
D. 房性心动过速
E. 右束支传导阻滞
19. 导致急性心肌梗死患者早期（24 小时内）死亡的主要原因为
A. 心力衰竭
B. 心源性休克
C. 心律失常
D. 心脏破裂
E. 肺栓塞
20. 硝酸甘油为临床常用抗心绞痛药物，常与 β 受体阻断剂合用，其重要理由为
A. 二者均可使心率减慢
B. 在心室压力改变方面可相互拮抗
C. 二者均可使心室容积减小
D. 二者均可使心肌收缩减弱
E. 二者均可使心肌耗氧量下降有协同作用
21. 男性，40 岁，半年来剧烈活动时诱发胸骨后疼痛，休息数分钟可自行缓解，近 3 天来发作频繁，且于上楼或步行时均可诱发，夜间也有发作。查体：BP 130/80mmHg，P 60 次/分，该患者的最佳治疗方案是
A. 硝酸甘油静脉点滴＋肝素静脉点滴
B. 消心痛＋倍他乐克＋阿司匹林口服
C. 消心痛＋硝苯地平口服
D. 尿激酶溶栓治疗
E. 主动脉内球囊反搏泵
22. 男性，40 岁，因心前区剧痛 12 小时诊为急性前壁心肌梗死住院。心电监护示频发室性期前收缩和短阵室性心动过速。首选的抗心律失常药物是
A. 乙胺碘呋酮
B. 利多卡因
C. 溴苄胺
D. 倍他乐克
E. 美西律
23. 男性，54 岁，1 年前日常活动后出现胸骨后疼痛，每日 2～3 次，近 2 个月来发作次数增多，每日 5～6 次，轻微活动也能诱发，发作的心电图 ST 段呈一过性水平压低，应诊断为
A. 稳定性心绞痛
B. 不稳定性心绞痛
C. 心内膜下心肌梗死
D. 中间综合征
E. 变异型心绞痛
24. 男性，60 岁，心前区阵发性疼痛 1 个月，多在夜间发作。与活动无关。每次发作 15 分钟，发作时心电图Ⅱ、Ⅲ、aVF 导联 ST 段抬高。首选的治疗药物是
A. 硝酸酯类
B. β 受体阻断剂

C. 钙离子拮抗剂
D. 洋地黄类
E. 胺碘酮

25. 男性，72 岁，因持续性胸痛 6 小时入院，查体双肺底有少量湿啰音，诊断为急性心肌梗死。该患者的心功能分级为
A. NYHA 分级Ⅲ级
B. NYI-IA 分级Ⅳ级
C. NYHA 分级Ⅱ级
D. Killip 分级Ⅱ级
E. Killip 分级Ⅲ级

（26～28 题共用题干）

男性，51 岁，胸骨后剧烈疼痛 4 小时，伴大汗淋漓，血压 80/60mmHg，心率 134 次/分。面色苍白，四肢冰冷。心电图示急性广泛前壁心肌梗死。

26. 该患者血压低的原因是
A. 血容量不足
B. 合并右室梗死
C. 舒张期充盈不足
D. 心源性休克
E. 疼痛性休克

27. 对指导治疗最有帮助的辅助检查是
A. 心电图和血压监测
B. 心肌酶谱监测
C. 漂浮导管血流动力学监测
D. 超声心动图
E. 胸部 X 线片

28. 对该患者最有效的治疗措施是
A. 毛花苷 C 强心
D. 多巴胺升压
C. 尿激酶溶栓
D. 主动脉内球囊反搏泵
E. 直接行 PTCA 术

（29～32 题共用题干）

男性，48 岁，1 年来每于剧烈活动时或饱餐后发作剑突下疼痛，向咽部放射，持续数分钟后自行缓解。2 周来胸痛发作频繁，且有夜间睡眠中发作。近 2 小时来疼痛剧烈，不能缓解，向胸部及后背部放射，伴憋闷、大汗。

29. 该病人首先考虑的诊断是
A. 主动脉夹层分离
B. 自发性气胸
C. 急性胰腺炎
D. 急性肺动脉栓塞
E. 急性心肌梗死

30. 此时最有助于诊断的辅助检查是
A. 超声心动图
B. 胸部 X 线
C. 心电图
D. 心肌酶谱
E. CT

31. 首选的治疗方法是
A. 硝酸甘油静脉点滴
B. 溶栓治疗
C. 吗啡皮下注射
D. 肝素静脉点滴
E. 卡托普利口服

32. [假设信息] 该病人在发病后4周，心电图ST段仍持续升高，未回到等电位线，应考虑的并发症为

A. 再发心肌梗死
B. 梗死面积扩大
C. 急性心包炎
D. 室壁瘤形成
E. 梗死后再发心肌缺血

(33～35题共用题干)

男性，68岁，2周来反复胸痛，发作与劳累及情绪有关，休息可以缓解。3小时前出现持续性疼痛，进行性加剧，并气促，不能平卧，血压110/70mmHg，心率120次/分，律齐，心尖部可闻及Ⅲ级收缩期杂音，双肺散在哮鸣音及湿啰音。

33. 根据上述临床表现，该病人的诊断最可能是

A. 风心病二尖瓣关闭不全
B. 扩张型心肌病
C. 支气管哮喘
D. 支气管肺炎
E. 急性心肌梗死并发左心衰竭

34. 应首选的检查是

A. X线胸片
B. 心电图
C. 超声心动图
D. 血清心肌酶
E. 心肌核素扫描

35. 应首选下列何种治疗方案

A. β受体阻断剂预防室性心律失常
B. 抗生素控制感染
C. 洋地黄类药物治疗
D. 肾上腺皮质激素减轻支气管痉挛
E. 吗啡和利尿剂治疗

(36～37题共用题干)

男性，74岁，突发剧烈心前区疼痛，胸闷，气憋，心界向左扩大，心尖区Ⅲ级吹风样收缩期杂音，心率96次/分，心律不齐，双肺底湿性啰音。心电图示：I、aVL、V5、V6导联ST段抬高，I、aVL导联有异常Q波，室性期前收缩。血清CK-MB 200U。

36. 该病人的诊断为

A. 急性心包炎，肺部感染
B. 急性前侧壁心肌梗死
C. 扩张型心肌病、心力衰竭
D. 风心病二尖瓣关闭不全
E. 风心病二尖瓣狭窄

37. 对此病人心律失常的治疗应首选

A. 普罗帕
B. 维拉帕米
C. 毛花苷C
D. 利多卡因
E. 苯妥英钠

(38～42共用题干)

女性，65岁，心绞痛病史8年，无高血压病史，夜间突发心前区疼痛8小时入院。入院时血压为150/90mmHg（20/12kPa），经心电图检查，诊断为急性前壁心肌梗死。

38. 最可能的心电图表现为
A. Ⅱ、Ⅲ、aVF 出现异常 Q 波，伴 ST 段弓背向上抬高
B. $V_1 \sim V_4$ 出现异常 Q 波伴 ST 段弓背向上抬高
C. $V_1 \sim V_4$ 出现冠状 T 波
D. 频发室性期前收缩
E. Ⅲ度房室传导阻滞
39. 此时最具特征性的实验室改变是
A. 血清 LDH 水平增高
B. 血清 AST 水平增高
C. 血清 ALT 水平增高
D. 血清 CK-MB 水平增高
E. 血清肌红蛋白下降
40. 上述患者出现频发室性期前收缩，有时呈短阵室速，最恰当的处理是
A. 静滴维拉帕米
B. 口服美西律
C. 静脉使用利多卡因
D. 口服普鲁卡因胺
E. 静点硝酸酯类药物
41. 第 2 日，患者出现胸闷、大汗、面色苍白。体检：心率 126 次/分，律齐，血压 80/50mmHg，双肺满布中、小水泡音。此时患者的心功能分级为
A. Killip 分级Ⅳ级
B. Killip 分级Ⅲ级
C. 纽约心脏病协会（NYHA）分级Ⅳ级
D. 纽约心脏病协会（NYHA）分级Ⅲ级
E. 全心衰竭
42. 起病 4 周后，病人反复低热，左肺底部有湿性啰音，心前区闻及心包摩擦音，此时应考虑并发
A. 肺部感染
B. 急性心包炎
C. 感染性心内膜炎
D. 心肌梗死后综合征
E. 肺栓塞

B 型题

（43～44 题共用备选答案）
A. 维拉帕米 B. 洋地黄 C. 阿托品 D. 利多卡因 E. 胺碘酮

下列疾病时宜选择的治疗药物为
43. 急性心肌梗死并发室性心动过速
44. 急性前壁心肌梗死并发加速性室性自主律

（45～46 题共用备选答案）
A. 近 3 个月内劳力诱发的心绞痛的频率和程度加重，对硝酸甘油的需求增加
B. 心绞痛发作与体力活动无关，可出现短暂 ST 段抬高
C. 心绞痛的发作与劳累有关，其性质在 1～3 个月内无改变
D. 既往无心绞痛或心肌梗死病史，近 1～2 个月内劳累时出现心绞痛
E. 劳累和休息时均可出现的心绞痛
45. 稳定型心绞痛表现为
46. 恶化型劳力性心绞痛表现为

学习任务五　心脏瓣膜病

【考纲要求】

1. 二尖瓣狭窄的病因和病理生理要点、临床表现、X线和超声心动图、并发症及治疗。

2. 二尖瓣关闭不全的病因和病理生理要点、临床表现、X线和超声心动图、并发症及治疗。

3. 主动脉瓣狭窄的病因和病理生理要点、临床表现、X线和超声心动图和心电图检查、并发症及治疗。

4. 主动脉瓣关闭不全的病因和病理生理要点、临床表现、X线和超声心动图检查、并发症及治疗。

【考点纵览及知识点】

1. 二尖瓣狭窄最常见，二尖瓣狭窄的表现为呼吸困难、咳嗽、咯血和声音嘶哑；重要体征是舒张期隆隆样杂音、开瓣音；X线为左房增大，心电图示二尖瓣型P波，超声心动是诊断二尖瓣狭窄最有价值的检查；最多见并发症是房颤，其次是右心衰竭、急性肺水肿、血栓栓塞、感染性心内膜炎和肺部感染；介入和手术是治疗二尖瓣狭窄的有效方法，人工瓣膜置换术是最佳方法。

2. 二尖瓣关闭不全的临床表现不甚典型，最重要的是收缩期吹风样杂音；超声心动是二尖瓣关闭不全有意义的检查；并发症有心衰和感染性心内膜炎；换瓣手术为最佳治疗。

3. 主动脉瓣狭窄的病因很多，主要临床表现为呼吸困难、心绞痛和晕厥；重要体征为收缩期喷射样杂音，常伴震颤；超声心动图是诊断和判定狭窄程度的重要方法；并发症有心律失常、心脏性猝死、感染性心内膜炎、体循环栓塞、心力衰竭和胃肠道出血；介入手术治疗是有效方法。

4. 主动脉瓣关闭不全的病因以风湿性心脏病居首位，最重要体征为舒张期叹气样杂音，其次脉压增大，出现周围血管征；超声心动为之提供可靠征象；并发症以感染性心内膜炎和室性心律失常常见；人工瓣膜置换术是有效治疗方法。

【习题训练】

A 型题

1. 二尖瓣狭窄患者最常见的早期症状为

A. 劳力性呼吸困难　　B. 阵发性夜间呼吸困难
C. 端坐呼吸　　D. 咯血
E. 声音嘶哑

2. 单纯性二尖瓣狭窄的病变不伴有

A. 左心房肥厚　　B. 左心房扩张
C. 右心室肥厚　　D. 左心室肥厚
E. 心脏呈梨形

3. 风湿性心脏病严重二尖瓣狭窄突发大咯血是由于

A. 肺毛细血管破裂
B. 合并肺结核
C. 急性肺水肿
D. 支气管静脉破裂
E. 合并支气管扩张

4. 风湿病二尖瓣狭窄病人经常出现呼吸困难、咳嗽和咯血等症状，随着病程延长，上述症状减轻，但出现腹胀、肝大，提示
A. 二尖瓣狭窄程度减轻
B. 发生二尖瓣关闭不全
C. 合并主动脉瓣狭窄
D. 合并主动脉瓣关闭不全
E. 进入右心功能不全期

5. 不是由主动脉瓣病变引起主动脉瓣关闭不全的疾病是
A. 感染性心内膜炎
B. 风湿性心脏病
C. 先天性二叶主动脉瓣
D. 梅毒性主动脉炎
E. 主动脉瓣黏液样变性

6. 在发达国家，慢性二尖瓣关闭不全的最常见病因是
A. 风湿性心脏病
B. 结缔组织病
C. 二尖瓣黏液样变性
D. 感染性心内膜炎
E. 二尖瓣先天异常

7. 单纯二尖瓣狭窄患者可有
A. 左房扩大，右房缩小
B. 右房扩大，左房缩小
C. 右室缩小，左房扩大
D. 左室缩小或正常，左房扩大
E. 左房扩大，左室扩大

8. 劳累时有心绞痛及晕厥发作的主动脉瓣狭窄患者的首选治疗为
A. 静点硝酸甘油
B. 强心
C. 利尿
D. 主动脉瓣瓣膜置换术
E. 主动脉瓣球囊成形术

9. 当风湿性心脏病二尖瓣狭窄程度加重时
A. 心尖部舒张期滚筒样杂音增强，肺动脉第二音减低
B. 心尖部舒张期滚筒样杂音减低，肺动脉第二音减低
C. 心尖部舒张期滚筒样杂音减低，肺动脉第二音增强
D. 心尖部舒张期滚筒样杂音增强，肺动脉第二音增强
E. 心尖部收缩期吹风样杂音和舒张期滚筒样杂音增强

10. 风湿性心脏病二尖瓣狭窄最具诊断价值的检查是
A. 心电图检查
B. 胸部 X 线摄片
C. 红细胞沉降率检查
D. 抗链 O 检查
E. 心脏听诊

11. 重度主动脉瓣反流时心尖部可存在
A. Graham Steell 杂音
B. Austin-Flint 杂音
C. Durozier 征
D. Traube
E. DeMusset 征

12. 易导致主动脉瓣狭窄患者晕厥的情况为
A. 服用硫氮草酮
B. 静坐休息

C. 剧烈运动　　D. 睡眠

E. 窦性心律，心率 70 次/分

13. 主动脉瓣中度狭窄时，瓣口面积为

A. $<0.75cm^2$　　B. $0.75\sim1.0cm^2$

C. $1.1\sim1.75cm^2$　　D. $1.76\sim2.0cm^2$

E. $2.1\sim4.0cm^2$

14. 男性，27 岁，劳累时心悸、胸骨后疼痛 1 年，查体可闻及主动脉瓣区收缩期粗糙的喷射性杂音，主动脉瓣区第二心音减弱。X 线检查示：左室扩大和升主动脉扩张，可能的诊断是

A. 冠心病心绞痛　　B. 非梗阻性肥厚型心肌病

C. 主动脉瓣狭窄　　D. 主动脉瓣关闭不全

E. 高血压性心脏病

15. 老年男性，因咳嗽、咳黄痰 3 天就诊，查体发现主动脉瓣区粗糙的收缩期杂音。超声心动图示主动脉瓣狭窄，左室射血分数 0.55，心电图检查正常。请问对该患者哪一项处置方法不恰当

A. 抗生素　　B. 化痰药物

C. 血管紧张素转换酶抑制剂　　D. 定期做超声心动图

E. 胸部 X 线检查

16. 患者女性，心脏联合瓣膜病 10 年，发热 1 个月，体温为 37.2～37.6℃，厌食，消瘦，贫血貌。确诊手段首选

A. 胸部 X 线　　B. 血培养

C. 测定血红蛋白　　D. 心肌酶检查

E. 测定红细胞沉降率

17. 女性，20 岁，心尖部闻及舒张中期出现的先递减后递增型的隆隆样杂音，伴有第一心音增强；心律不规则，第一心音强弱不一致，心率快于脉率。提示该患者属于何种风湿性心脏瓣膜病

A. 二尖瓣狭窄　　B. 二尖瓣关闭不全

C. 二尖瓣狭窄并关闭不全　　D. 二尖瓣狭窄并心房颤动

E. 二尖瓣关闭不全并心房颤动

18. 女性，38 岁，活动后心悸、气喘 1 年余，查体轻度贫血，心率快，律整，胸骨右缘第 2 肋间闻及响亮而粗糙的收缩期杂音（3/6 级），首先应想到的疾病为

A. 动脉导管未闭　　B. 主动脉瓣关闭不全

C. 二尖瓣关闭不全　　D. 室间隔缺损

E. 主动脉瓣狭窄

19. 男性，64 岁，头晕、心悸 4～5 年，心尖搏动向左下移位，呈抬举性搏动，于胸骨左缘第 3、4 肋间闻及叹气样舒张期杂音，为递减型，向心尖传导，在心尖区闻及隆隆样舒张早期杂音，股动脉可闻及射枪音，首先应想到的诊断为

A. 二尖瓣狭窄　　B. 主动脉瓣关闭不全

C. 二尖瓣关闭不全　　D. 主动脉瓣狭窄

E. 室间隔缺损

（20～22 题共用题干）

男性，50 岁，近几年来逐渐出现心悸、乏力、活动后气急。体检发现：心脏向左下扩大。心尖部有舒张期滚筒样杂音，主动脉听诊区闻及舒张期泼水样杂音。

20. 可能的诊断是

A. 二尖瓣关闭不全　　B. 二尖瓣狭窄

C. 主动脉瓣狭窄　　D. 肥厚型梗阻性心肌病

E. 主动脉瓣关闭不全

21. 最有价值的诊断方法是

A. 胸部 X 线摄片　　B. 心电图

C. 超声心动图　　D. 心脏核素检查

E. 冠状动脉造影

22. 应选用的药物是

A. 地高辛　　B. 硝酸甘油

C. 心得安（普奈洛尔）　　D. 卡托普利

E. 双氢克尿噻

学习任务六　感染性心内膜炎

【考纲要求】

1. 临床分型。

2. 急性感染性心内膜炎的常见致病微生物、临床表现、并发症、辅助检查及超声心动图检查、诊断、防治原则。

【考点纵览及知识要点】

1. 感染性心内膜炎的常见致病微生物，急性者主要为金黄色葡萄球菌；亚急性者主要为草绿色链球菌；该病的基础心脏病是二尖瓣和主动脉瓣关闭不全、室缺、动脉导管未闭和法洛四联症。亚急性心内膜炎的发病与血流动力学因素、非细菌性血栓性心内膜炎、暂时性菌血症和细菌感染性赘生物相关。

2. 临床症状为发热，伴寒战和盗汗；头痛、背痛和肌肉关节痛，体征为心脏杂音、贫血、脾大和周围体征（淤点、指甲下线状出血、Roth 斑、Osler 结节、Janeway 损害）。

3. 并发症　心衰最常见。

4. 血培养是诊断心内膜炎的最重要方法，但阳性率很低，超声心动图检查对心内膜炎的诊断有重要意义，注意诊断标准。

5. 治疗原则　早期用药，剂量大、疗程长、静脉给药。

6. 预防　有易患因素（人工瓣膜置换术后、IE 史、心脏瓣膜病和先天性心脏病等）的患者，接受可因出血或明显创伤而致短暂性菌血症的手术和器械操作时，应预防 IE。如口腔、上呼吸道手术应预防使用针对草绿色链球菌的药物。

【习题训练】

A 型题

1. 急性感染性心内膜炎最常见的致病菌是
   A. 草绿色链球菌　B. 金黄色葡萄球菌
   C. 淋球菌　D. 肺炎链球菌
   E. 肠球菌
2. 诊断感染性心内膜炎的最重要方法是
   A. 免疫学检查　B. 心电图检查
   C. X线检查　D. 血培养
   E. 常规生化检查
3. 女性，30 岁，持续发热 2 周，有先天性心脏病病史。入院查体：贫血貌，胸骨左缘 3～4 肋间 4/6 级粗糙收缩期杂音伴震颤、脾肋下 2cm，血培养两次阳性。入院后 3 天突感呼吸困难、胸痛、咯血多次，可能性最大的诊断是
   A. 室间隔缺损合并急性心衰　B. 感染性心内膜炎合并急性肺栓塞
   C. 感染性心内膜炎合并肺部感染　D. 室间隔缺损合并肺部感染
   E. 室间隔缺损合并支气管扩张症
4. 一位 28 岁的男性风湿性心脏病患者，近半个月来发热，T 38.3℃，右下睑结膜见一出血点，双肺无啰音，脾肋下可扪及边缘，双下肢皮肤少量紫癜。血红蛋白 100g/L，白细胞 12×10^9/L，中性粒白细胞 75%，血小板 150×10^9/L。可能的诊断是
   A. 脾功能亢进　B. 过敏性紫癜
   C. 急性白血病　D. 再生障碍性贫血
   E. 亚急性感染性心内膜炎
5. 女性，28 岁，发热半个月，弛张热型，伴恶寒、关节痛。体检：皮肤淤点、Osler 结节，心脏有杂音，考虑为感染性心内膜炎。确诊的直接证据来自
   A. 血液学检查　B. X线和心电图检查
   C. 超声心动图　D. 免疫学检查
   E. 组织学和细菌学检查

学习任务七　心肌病

【考纲要求】

1. 概述和分类。
2. 扩张型心肌病的临床表现、X线和超声心动图检查、诊断和鉴别诊断、治疗措施。
3. 肥厚型肌病的临床表现、X线、电图和超声动图检查、诊断和鉴别诊断、治疗措施。
4. 病毒性心肌炎的病因及分类、临床表现和诊断和治疗。

【考点纵览及知识点】

1. 注意心肌病的定义和分类，心肌病中以扩张型多见，其次为肥厚型。

2. 扩张型心肌病的临床表现包括心脏扩大、心力衰竭、心律失常和栓塞；X线片示心影明显增大，心胸比大于50%，肺淤血；超声心动表现为“一大、二薄、三弱、四小”，具备上述条件即可诊断；鉴别诊断须与感染性心内膜炎、缺血性心肌病及某些心脏瓣膜病相鉴别；本病无特殊治疗，只是对症和针对并发症的治疗，接受心脏移植的病人正日渐在增多。

3. 肥厚型心肌病的主要表现为头晕、胸痛和心脏收缩期杂音，肥厚型心肌病的心脏杂音随某些药物应用而发生变化，如使用β受体阻断剂或取下蹲位杂音减轻；相反，如含服硝酸甘油或体力运动后，杂音增强；超声心动图检查为诊断提供可靠依据，对临床或心电图表现类似冠心病者，如患者较年轻，诊断冠心病依据部充分又不能用其他心脏病来解释，则应想到本病的可能，结合辅助检查及阳性家族史更有助于诊断，当与高心病、冠心病、先心病及主动脉瓣狭窄等相鉴别；选择β受体阻断剂、钙通道阻滞剂治疗。

4. 心肌炎中最常见的是病毒性心肌炎，其组织学特征为心肌细胞的溶解、间质水肿、炎细胞浸润等；约半数患者于发病前1～3周有病毒感染的前驱症状，即“感冒”样症状或恶心、呕吐等消化系统症状，然后出现心悸、胸痛、呼吸困难、水肿等，体征有与发热不平行的心动过速，各种心律失常，可听到第三心音或杂音及心力衰竭体征，重症可出现心源性休克。总之，根据病史、临床表现和实验室检查综合判断作出诊断。

【习题训练】

A 型题

1. 下列不属于急性病毒性心肌炎常见临床表现的是
   A. 先有发热，然后出现心悸、胸闷
   B. 恶心、呕吐等消化道症状
   C. 可合并各种心律失常
   D. 常出现器质性心脏杂音
   E. 心动过速与发热程度平行

2. 对肥厚型梗阻性心肌病的诊断最有意义的是
   A. 心电图出现深而不宽的病理性Q波
   B. 胸骨左缘第三、四肋间有响亮的收缩期杂音
   C. 用力后心前区闷痛及晕厥史
   D. 超声心动图发现舒张期室间隔与左室后壁厚度之比≥1.3
   E. 可闻第三心音及第四心音

3. 可使肥厚型梗阻性心肌病的心脏杂音减弱的药物是
   A. 硝酸甘油
   B. 地高辛
   C. 异丙肾上腺素
   D. 亚硝酸异戊酯
   E. 普萘洛尔

4. 扩张型心肌病左、右心室同时衰竭时，与临床症状和体征最有关的因素是
   A. 静脉回流增加
   B. 肺淤血
   C. 心排量减少
   D. 心律失常
   E. 心肌缺血

5. 扩张型心肌病患者的最主要的临床表现是
   A. 呼吸道感染
   B. 室性心律失常
   C. 心力衰竭
   D. 晕厥
   E. 房室传导阻滞

6. 女性，16 岁，活动后心慌、气短、胸痛两周，两周前曾患“感冒”，持续发热一周。查体：面色苍白，心界向左下扩大，心率 120 次/分，频发期前收缩。第一心音减弱。心尖区闻及奔马律及 3/6 级全收缩期杂音。心肌酶谱检查 CK-MB 80IU/L。最有可能的诊断是

A. 急性病毒性心肌炎
B. 风湿性二尖瓣关闭不全
C. 扩张型心肌病
D. 急性风湿热
E. 急性心肌梗死

7. 男性，32 岁，劳累后心悸、气促、下肢水肿 6 个月。查体：心界向两侧扩大，心尖区闻及 2/6 级收缩期杂音，两肺底有小水泡音，超声心动图示左室腔增大，心电图提示完全性左束支阻滞。该患者应诊断为

A. 心包炎
B. 扩张型心肌病
C. 急性病毒性心肌炎
D. 二尖瓣狭窄
E. 肺心病

8. 男性，46 岁，因心悸、胸痛、劳力性呼吸困难数日就诊。心电图示左室肥大，Ⅱ、Ⅲ、aVL、aVF 导联有病理性 Q 波。心导管检查示左室腔与流出道间压差＞20mmHg，Brockenbrough 现象阳性。诊断是

A. 扩张型心肌病
B. 肥厚型心肌病
C. 限制型心肌病
D. 未定型心肌病
E. 特异性心肌病

（9～11 题共用题干）

男性，21 岁，近半年来反复心悸、胸痛、劳力性呼吸困难，时有头晕或短暂神志丧失。体检发现：心脏轻度增大，心尖部有 2 级收缩期杂音和第 4 心音，胸骨左缘第 3～4 肋间闻及较粗糙的喷射性收缩期杂音。

9. 最可能的诊断是

A. 冠心病心绞痛
B. 二尖瓣关闭不全
C. 主动脉瓣狭窄
D. 肥厚型梗阻心肌病
E. 病毒性心肌炎

10. 最有价值的诊断方法是

A. 胸部 X 线摄片
B. 心电图
C. 超声心动图
D. 心脏核素检查
E. 冠状动脉造影

11. 应选用的药物是

A. 地高辛
B. 硝酸甘油
C. 心得安（替萘洛尔）
D. 卡托普利
E. 双氢克尿噻

（12～13 题共用题干）

女性，19 岁，近 2 周来发热，体温 38℃左右，伴恶心、呕吐、腹泻。后出现心悸、胸痛、呼吸困难，晕厥 1 次。体检发现：面色苍白，精神委靡。心率 40 次/分。律齐，心尖部

第一心音低钝，且可闻及大炮音，临床诊断为病毒性心肌炎。

12. 该患者的心电图表现最可能是

A. 窦性心动过缓　　B. 第一度房室传导阻滞
C. 第二度房室传导阻滞　　D. 第三度房室传导阻滞
E. 室内传导阻滞

13. 最适宜的治疗措施为

A. 静脉注射阿托品　　B. 静脉滴注硝酸甘油
C. 皮下注射肾上腺素　　D. 临时植入心脏起搏器
E. 心脏复律

B 型题

（14～16 题共用备选答案）

A. 左室扩大，流出道增宽，室间隔及左室后壁运动减弱
B. 室间隔非对称性肥厚，舒张期室间隔厚度与左室后壁之比≥1.3
C. 心前壁之前和心后壁之后有液性暗区
D. 瓣叶有赘生物及瓣叶穿孔
E. 舒张期二尖瓣前叶呈圆拱状，后叶活动度减弱，交界处融合，瓣叶增厚和瓣口面积减小

下列各种心脏病超声心动图检查显示：

14. 扩张型心肌病
15. 肥厚型心肌病
16. 心包积液

学习任务八　心包疾病

【考纲要求】

1. 病因
2. 临床表现
3. X 线、心电图和超声心动图检查
4. 鉴别诊断及治疗
5. 心脏压塞的临床表现和治疗
6. 心包穿刺术的指征和注意事项

【考点纵览及知识要点】

1. 急性心包炎的病因有风湿热、结核、细菌感染、病毒感染、肿瘤及心肌梗死等。

2. 纤维蛋白性心包炎主要表现为胸痛、心包摩擦音；渗出性心包炎主要表现为呼吸困难、心界扩大、心脏压塞征象。

3. 心脏压塞表现有颈静脉怒张、血压下降、奇脉、大量心包渗液征；心包穿刺为紧急有效处理措施。

4. 心包穿刺术的指征是心脏压塞和未能明确病因的渗液性心包炎。注意事项：严格掌

握适应证；术前需进行心脏超声检查，确定液平面大小和部位；抽液量第一次不宜超过200ml，以后增到每次300～500ml；术中、术后均应密切观察呼吸、血压、脉搏的变化。

【习题训练】

A型题

1. 心脏压塞时，最快、最有效的缓解症状方法为
   A. 病因治疗　B. 使用镇静剂
   C. 心包切除术　D. 心包穿刺抽液
   E. 使用抗生素
2. 急性心包炎心包积液时最突出的症状是
   A. 心前区疼痛　B. 发热
   C. 呼吸困难　D. 声音嘶哑
   E. 吞咽困难
3. 下列哪项不是风湿性心包炎的表现
   A. 心前区疼痛　B. 呼吸困难
   C. 有心包摩擦音　D. 心音增强
   E. 颈静脉怒张
4. 心脏压塞时不出现
   A. 心音低钝　B. 声音嘶哑
   C. 奇脉　D. 肝颈静脉反流征阳性
   E. 双肺满布干、湿性啰音
5. 对诊断肥厚型梗阻性心肌病最有意义的是
   A. 心电图出现深而宽的病理性Q波
   B. 胸骨左缘第三、第四肋间有响亮的收缩期杂音
   C. 用力时心前区闷痛及晕厥史
   D. 超声心动图发现舒张期室间隔左室后壁的厚度之比≥1.3，伴二尖瓣前叶收缩期向前运动
   E. 可闻第三心音及第四心音
6. 男性，34岁，发热1周伴胸痛，用硝酸甘油无效，体检：心音低沉，有舒张期附加音，血压110/80mmHg（14.7/10.7kPa），肘部静脉压180mmH_2O。心电图：ST段抬高，弓背向下，未见病理性Q波，诊断可能为
   A. 急性心肌梗死　B. 缩窄性心包炎
   C. 变异性心绞痛　D. 稳定型心绞痛
   E. 急性渗出性心包炎
7. 男性，24岁，因气促1周就诊，查体颈静脉怒张，血压90/75mmHg，心界向两侧扩大，心率120次/分，律齐，心音遥远，肝肋下3指，移动性浊音（－），最可能的诊断为
   A. 冠心病　B. 肝硬化
   C. 急性纤维蛋白性心包炎　D. 急性渗出性心包炎
   E. 肺栓塞

循环系统疾病综合习题

A 型题

1. 近年来，在慢性心力衰竭治疗中常用的卡托普利属哪一类药物
   A. 血管紧张素转换酶抑制剂（ACEI） B. 多巴胺类
   C. 血管紧张素Ⅱ受体阻断剂 D. 磷酸二酯酶抑制剂
   E. β受体阻断剂
2. 洋地黄中毒多见的心律失常是
   A. 室上性心动过速 B. 室性期前收缩二联律
   C. 心房颤动 D. 房室传导阻滞
   E. 房性期前收缩
3. 一般心力衰竭诱发因素中最常见的是
   A. 有效循环血容量增加 B. 心律失常
   C. 过度劳累或情绪激动 D. 严重贫血或大出血
   E. 感染
4. 男性，60 岁，高血压患者，突然心悸、气促，咳粉红色泡沫痰。查体：血压 26.6/15.96kPa（200/120mmHg），心率 136 次/分。除其他治疗外，还应选用下列哪组药物
   A. 毛花苷 C、硝酸甘油、异丙肾上腺素 B. 毒毛花苷、硝普钠、心得安
   C. 胍乙啶、酚妥拉明、毛花苷 C D. 硝普钠、毛花苷 C、速尿
   E. 硝酸甘油、毛花苷 C、多巴胺
5. 下列哪种症状、体征在右心衰时不常出现
   A. 劳累性呼吸困难 B. 腹胀、食欲不振、恶心、呕吐
   C. 粉红色泡沫状痰 D. 水肿
   E. 肝大
6. 下列哪项不是引起左心衰竭的常见原因
   A. 高血压病 B. 慢性肺部疾病
   C. 心肌梗死 D. 主动脉瓣关闭不全
   E. 二尖瓣关闭不全
7. 左心衰最早出现的症状为
   A. 白色浆液性泡沫痰 B. 急性肺水肿
   C. 夜间阵发性呼吸困难 D. 劳累性呼吸困难
   E. 尿量减少
8. 老年患者，常于夜间哮喘发作，伴频繁咳嗽，咳泡沫痰，痰中有时带血，双肺底可闻及湿啰音。以下哪一种疾病可能性大
   A. 心源性哮喘 B. 支气管哮喘
   C. 过敏性肺炎 D. 肺癌
   E. 喘息型支气管炎
9. 鉴别右心衰竭与肝硬化的要点是

A. 下肢水肿
B. 肝大
C. 肝颈静脉回流征阳性
D. 食欲减退、恶心、呕吐
E. 腹水形成

10. 终止心室颤动最有效的方法是
A. 胺碘酮
B. 利多卡因
C. 胸外拳击复律
D. 阿托品
E. 直流电除颤

11. 非器质性心脏病者一般不会出现
A. 窦性心动过速
B. 室早二联律
C. 阵发性室上性心动过速
D. 一度房室传导阻滞
E. 阵发性房颤

12. 室性心动过速的临床症状不包括
A. 低血压
B. 气促
C. 晕厥
D. 多尿
E. 可无临床症状

13. 抢救左心衰急性肺水肿时，下列措施中错误的是
A. 取下肢下垂坐位
B. 静脉注射毛花苷C
C. 低流量间断给氧
D. 静脉注射呋塞米
E. 安慰患者，稳定情绪

14. 室性期前收缩次数为多少可以诊断为“频发性室性期前收缩”
A. 3次/分以上
B. 5次/分以上
C. 8次/分以上
D. 10次/分以上
E. 15次/分以上

15. 临床上抢救急性肺水肿给患者吸氧时，常在湿化瓶中加酒精的目的是
A. 降低热量
B. 降低肺泡中泡沫的表面张力
C. 扩张肺泡毛细血管床
D. 增加气体交换面积
E. 增加迷走神经兴奋性

16. 下列哪项心电图表现是确诊室性心动过速的最重要依据
A. P与QRS波无关
B. P-R间期相等
C. R-R间期相等
D. 可见心室夺获波与室性融合波
E. 心室率在100～250次/分

17. 关于一般房颤的叙述，下列哪项不正确
A. 心室率多在350～600次/分
B. 心室率快时可伴有脉搏短绌
C. 持久房颤易发生动脉栓塞
D. 心室搏动快而不规则
E. 第一心音常强弱不等

18. 房颤发生后易引起哪种并发症
A. 严重心力衰竭
B. 肺内感染
C. 神志模糊、抽搐
D. 体循环动脉栓塞
E. 心源性休克

19. 下列哪项心律失常处理时可应用兴奋迷走神经的方法纠正

A. 频发室性期前收缩
B. 心室颤动
C. 阵发性室上性心动过速
D. 心房颤动
E. 阵发性室性心动过速

20. 以按压颈动脉窦法治疗室上性心动过速，下列哪项不正确
A. 老年人宜用此法
B. 左、右两侧轮流按压
C. 取胸锁乳突肌前缘平甲状软骨上缘搏动处按压
D. 每次按压时间不超过 10～15 秒
E. 听到心律减慢立即停压

21. 冠心病病人突感心悸、胸闷，血压为 90/60mmHg，心尖部第一心音强弱不等；心电图示心房率慢于心室率，二者无固定关系，QRS 波增宽为 0.12 秒，可见心室夺获和室性融合波。诊断为
A. 心房扑动
B. 心房颤动
C. 多发性室性期前收缩
D. 阵发性室上性心动过速
E. 阵发性室性心动过速

22. 男性，28 岁，阵发性心慌 3 年，每次心慌突然发生，持续半小时至 3 小时不等。本次发作时心律齐，200 次/分，按摩颈动脉窦心律能突然减慢至正常；心电图 QRS 波形态正常，P 波不明显。诊断为
A. 心房扑动
B. 窦性心动过速
C. 心房颤动
D. 阵发性室上性心动过速
E. 阵发性室性心动过速

23. 在正常人和各种心脏病患者中，最为常见的心律失常是
A. 房性期前收缩
B. 房性心动过速
C. 室性期前收缩
D. 室性心动过速
E. 阵发性室上性心动过速

24. 在心房颤动的治疗中，下列措施不正确的是
A. 治疗基础病因或诱因
B. 合并病态窦房结综合征时，应用电复律治疗
C. 可应用洋地黄或 β 受体阻断剂控制心室率
D. 预防栓塞并发症
E. 可应用射频消融或外科手术治疗

25. 风湿性心脏病主动脉瓣狭窄常见的临床“三联征”为
A. 呼吸困难、心绞痛、房颤
B. 呼吸困难、心绞痛、晕厥
C. 呼吸困难、心绞痛、细迟脉
D. 心绞痛、晕厥、细迟脉
E. 心绞痛、细迟脉、房颤

26. 风湿性心脏瓣膜病主动脉瓣狭窄最主要的特征是
A. 心脏显著向左下扩大
B. 主动脉瓣区喷射性杂音伴第二心音减弱或消失
C. 胸骨左缘第 3、4 肋间有舒张期高调递减型杂音
D. 周围血管征

E. Austin-Flint 杂音

27. 风湿性心瓣膜病最常被侵犯的瓣膜是

A. 二尖瓣
B. 主动脉瓣
C. 肺动脉瓣
D. 三尖瓣
E. 二尖瓣＋主动脉瓣

28. 风湿性心脏病二尖瓣狭窄随右心衰竭加重，下列哪项表现会减轻

A. 肝大
B. 心率增快
C. 心尖区舒张期隆隆样杂音
D. 急性肺水肿发作
E. 胃肠道淤血症状

29. 风湿性心脏瓣膜病二尖瓣狭窄的特征性体征是

A. 心尖区舒张中晚期隆隆样杂音，递增型
B. 第一心音亢进
C. 肺动脉瓣区舒张早期吹风样杂音
D. Graham-Steell 杂音
E. 二尖瓣开放拍击音

30. 关于主动脉瓣狭窄，下列叙述**错误**的是

A. 临床症状出现较晚
B. 狭窄加重时，常引起心绞痛
C. 可出现细迟脉
D. 狭窄加重时活动后出现呼吸困难、眩晕
E. 心尖区第一心音减弱，主动脉瓣区第二心音增强，可有舒张期叹气样杂音

31. 哪种心脏瓣膜病在直立、运动中易引起晕厥

A. 主动脉瓣关闭不全
B. 二尖瓣狭窄
C. 肺动脉瓣狭窄
D. 二尖瓣关闭不全
E. 主动脉瓣狭窄

32. 下述哪项**不是**二尖瓣关闭不全的体征

A. 第一心音亢进
B. 常有第二心音分裂
C. 心尖区全收缩期吹风样高调杂音
D. 杂音可向左腋下和背部传导
E. 重度关闭不全时，可出现心尖部舒张期杂音

33. 女性，32 岁，有反复关节红肿病史，因活动后心悸、突发呼吸困难及咳粉红色泡沫痰入院。查体：心尖区舒张期隆隆样杂音，双肺布满水泡音。EKG 示心动过速，二尖瓣型 P 波。最可能的诊断是

A. 风心病、二尖瓣狭窄，左房代偿期
B. 风心病，二尖瓣狭窄，左房失代偿期
C. 风心病，二尖瓣狭窄，左心衰竭期
D. 风心病，二尖瓣狭窄，右心衰竭期
E. 风心病，二尖瓣狭窄，全心衰竭期

34. 在风湿性心脏病中，下列哪种瓣膜病变最常见

A. 单纯二尖瓣狭窄
B. 二尖瓣关闭不全
C. 二尖瓣狭窄合并关闭不全
D. 主动脉瓣狭窄
E. 主动脉瓣关闭不全

35. 男性，25 岁，活动后心悸，气促 4 年，偶感心前区疼痛。查体：血压 140/40 mmHg，心界向左下扩大，胸骨左缘第 3 肋间闻及舒张期叹气样杂音。最可能的诊断为

A. 心肌炎
B. 动脉导管未闭

C. 肥厚梗阻型心肌病
D. 冠心病心绞痛
E. 风心病，主动脉瓣关闭不全

36. 下列哪种心律失常在风湿性二尖瓣狭窄中常见
A. 室上性心动过速
B. 房室传导阻滞
C. 房性期前收缩
D. 心房颤动
E. 室性期前收缩

37. 风心病二尖瓣狭窄病人经常出现呼吸困难、咳嗽、咯血等症状，经 2 年内科治疗后，上述症状逐渐减轻，但有食欲不振、肝区疼痛、水肿。这提示
A. 内科治疗恰当，疗效好
B. 合并二尖瓣关闭不全
C. 二尖瓣狭窄程度减轻
D. 二尖瓣狭窄进入右心受累期
E. 合并主动脉瓣病变

38. 女性，28 岁，风湿性心脏病，二尖瓣狭窄并关闭不全。心悸、气短、下肢水肿。每天服地高辛 0.25mg，间断服氢氯噻嗪已 2 个月，心电图示室性期前收缩、二联律。首选下列哪种治疗措施
A. 利多卡因
B. 钾盐
C. 停用地高辛，给钾盐和苯妥英钠
D. 美西律
E. 普萘洛尔

39. 心尖区出现 Austin-Flint 杂音提示有
A. 主动脉瓣关闭不全
B. 肺动脉瓣关闭不全
C. 二尖瓣关闭不全
D. 主动脉瓣狭窄
E. 二尖瓣狭窄

40. 下列不属于Ⅲ度房室传导阻滞心电图表现的是
A. P 与 QRS 无关
B. R-R 间期可相等
C. P-P 间期可相等
D. R 波频率大于 P 波频率
E. 心室率多在 30～40 次/分

41. 对风湿性二尖瓣关闭不全最具有诊断意义的体征是
A. 二尖瓣开放拍击音
B. 二尖瓣面容
C. 心尖区收缩期吹风样杂音
D. 心尖区第一心音增强，拍击性
E. 肺动脉瓣区第二心音增强，分裂

42. 主动脉瓣关闭不全，出现周围血管征的原因是
A. 外周动脉硬化
B. 回心血量增加
C. 心输出量增大
D. 收缩压增高、舒张压下降
E. 中小动脉弹性增加

43. 男性，55 岁，血压 180/110mmHg，服降压药后血压控制在 130～140/80～90mmHg，心电图示左室肥厚，眼底视网膜动脉变窄，尿蛋白微量，该病例最可能的诊断是
A. 肾动脉狭窄
B. 慢性肾小球肾炎
C. 高血压病 1 级
D. 高血压病 2 级
E. 高血压病 3 级

44. 应用降压药治疗高血压病，下列原则中哪一条是错误的
A. 血压显著增高已多年的病人，应尽快使血压降至正常水平

B. 单个药物小剂量开始，逐渐加量，必要时可联合用药
C. 血压下降并稳定正常后，改为维持量长期用药
D. 坚持个体化用药
E. 发生高血压危象时要紧急降压

45. 以下哪种疾病最适合 β 受体阻断剂治疗
A. 高血压伴心功能不全　　B. 高血压伴肾功能不全
C. 高血压伴支气管哮喘　　D. 高血压伴心动过缓
E. 高血压伴肥原型心肌病

46. 男性，69 岁，8 周前“感冒”后持续低热，有主动脉瓣狭窄及关闭不全史，首先应考虑下列哪种诊断
A. 结缔组织病　　B. 急性感染性心内膜炎
C. 亚急性感染性心内膜炎　　D. 小叶性肺炎
E. 大叶性肺炎

47. 男性，61 岁，患有高血压，同时伴有 2 型糖尿病，轻度肾功能损害，血肌酐 186μmol/L，尿蛋白（+），排除肾血管性高血压。最佳的降压药物是
A. 利尿剂　　B. 钙拮抗剂
C. α 受体阻断剂　　D. β 受体阻断剂
E. ACEI（血管紧张素转换酶抑制剂）

48. 男性，35 岁。血压 180/100mmHg，经服硝苯地平及血管紧张素转换酶抑制剂治疗 3 周后，血压降至 120/80mmHg，关于停药问题，应考虑
A. 立即减少药物剂量
B. 可以停服降压药
C. 停药后血压增高再服
D. 继续服药，在数月期间如血压保持稳定后，再逐渐减少至能维持血压稳定的最小剂量
E. 为避免血压下降过低，应停药，待症状出现再随时恢复用药

49. 女性，24 岁。血压 220/120mmHg，下列哪项表现对于诊断该患者为肾血管性高血压最有特征性
A. 有高血压家族史　　B. 眼底可见动脉交叉受压
C. 上腹部可闻连续高调杂音　　D. 血浆肾素水平升高
E. 尿蛋白（++），红细胞 5/HP

50. 关于高血压的诊断叙述正确的是
A. 收缩压>140mmHg，即诊断为高血压
B. 舒张压>90mmHg，即诊断为高血压
C. 收缩压≥140mmHg，和（或）舒张压≥90mmHg 即诊断为高血压
D. 高血压诊断以偶然测得一次血压增高为标准
E. 高血压诊断以同日两次或两次以上测得的血压平均值为依据

51. 男性，59 岁，血压 140/95mmHg，他的血压属于
A. 正常血压范围　　B. 临界高血压
C. 1 级高血压　　D. 2 级高血压

E. 3 级高血压

52. 高血压伴肾衰竭、高血钾时，选用下列哪类药物应慎重

A. 氢氯噻嗪、利尿剂

B. 硝苯地平缓释片、钙拮抗剂

C. 美托洛尔、β受体阻断剂

D. 卡托普利、ACEI 类药物

E. α受体阻断剂、哌唑嗪

53. 高血压病者服用降压药物治疗，降压目标是

A. 血压降至正常范围，即年轻者血压控制在 120～130/80mmHg，老年人可降至 140/90mmHg 以下

B. 降至临界高血压水平，即 140～160/90～95mmHg

C. 收缩压控制在 160mmHg，舒张压控制在 85mmHg

D. 血压控制在病人可耐受的程度

E. 以上都不是

54. 感染性心内膜炎的治疗，下列哪项是不正确的

A. 早期应用抗生素

B. 足量应用抗生素

C. 宜选用杀菌性药物

D. 抗生素至少用 4～6 周

E. 等待血培养及药敏结果报告后，方可用药

55. 亚急性感染性心内膜炎最常见的病原体是

A. 金黄色葡萄球菌

B. 肠球菌

C. 白念珠菌

D. 草绿色链球菌

E. 乙型溶血性链球菌

56. 下列哪项不是感染性心内膜炎的临床表现

A. 皮肤、黏膜淤点

B. 颜面部蝶形红斑

C. 脾大

D. 贫血

E. 杵状指

57. 病毒性心肌炎的临床表现是

A. 寒战、高热、呼吸困难，偶见心律失常

B. 剧烈胸痛、发热，心电图出现 Q 波，ST 段弓背向上抬高

C. 症状、体征无典型表现，主要依据红细胞沉降率增快帮助诊断

D. 最先有低热、倦怠，与发热程度不平行的心动过速，各种心律失常

E. 发热，P-R 间期延长，血清抗“O”滴定度增高（1∶400）

58. 诊断纤维蛋白性心包炎最主要的依据是

A. 心浊音界向两侧增大、呈绝对浊音

B. 心尖搏动微弱，位于心浊音界左缘的内侧或不能扪及

C. 心前区痛

D. 呼吸困难

E. 心包摩擦音

59. 下列哪项不符合扩张型心肌病的临床表现

A. 心脏向两侧明显扩大，搏动减弱

B. 心尖搏动明显左偏

C. 二尖瓣收缩期杂音

D. 心脏扩大明显，可发生致命性室性心律失常
E. 应用普萘洛尔后杂音减弱

60. 肥厚型梗阻性心肌病临床上一个重要特点是
A. 心悸、气短　B. 胸闷
C. 头晕　D. 乏力
E. 胸骨左缘收缩期杂音，含硝酸甘油后增强

61. 男性，28 岁。劳动时出现胸部闷痛，多次晕倒，数分钟后意识恢复。体检发现胸骨左缘闻及喷射性收缩期杂音，屏气时杂音增强。该患者最有可能的疾病是
A. 冠状动脉粥样硬化性心脏病　B. 风湿性心瓣膜病
C. 先天性心脏病　D. 肥厚型梗阻性心肌病
E. 病态窦房结综合征

62. 男性，27 岁，劳动时常有胸闷、气短等症状，有时突然站起时会发生眩晕，甚至神志丧失，查体：胸骨左缘第 3～4 肋间闻及Ⅲ级粗糙的喷射性收缩期杂音，超声心动图示室间隔肥厚，应考虑为
A. 冠状动脉粥样硬化性心脏病伴心绞痛　B. 急性心肌梗死
C. 主动脉瓣狭窄　D. 高血压性心脏病
E. 肥厚型梗阻性心肌病

63. 扩张型心肌病的临床特征是
A. 胸闷、气短　B. 猝死
C. 栓塞　D. 心律失常
E. 心室收缩不全所致的泵功能障碍

64. 男性，40 岁，气促、下肢水肿 2 个月。体检发现心脏扩大，室性奔马律，心尖 3/6 级收缩期吹风样杂音，双肺少许湿啰音，肝大，下肢水肿。B 超：左房、左室扩大明显。可能的诊断是
A. 扩张型心肌病　B. 冠心病
C. 急性病毒性心肌炎　D. 风心病二尖瓣关闭不全
E. 二尖瓣脱垂

65. 下列体征中，不符合大量心包积液的是
A. 颈静脉怒张　B. 心尖搏动减弱或消失
C. 脉压增大，水冲脉　D. 心音遥远
E. 肝大，腹水

66. 扩张型心肌病与心包积液的鉴别主要在于
A. 前者心脏普遍增大　B. 前者心音低沉
C. 后者心尖搏动在心浊音界左缘内侧　D. 后者心尖搏动减弱
E. 两者发病年龄不同

67. 女性，25 岁。发热、咳嗽、流涕 2 周后热退，但又出现胸闷、心悸，心率 120 次/分，心律不齐，偶闻期前收缩。心电图：低电压，T 波低平。应首先考虑
A. 急性心包炎　B. 病毒性心肌炎
C. 扩张型心肌病　D. 风湿性心肌炎
E. 风湿性心脏病

68. 急性心肌梗死心电图检查显示Ⅱ、Ⅲ、aVF导联出现异常Q波，ST段抬高，梗死部位为

A. 前间壁　　B. 前壁

C. 广泛前壁　　D. 前侧壁

E. 下壁

69. 下列哪项不是心肌梗死的并发症

A. 心脏破裂　　B. 梗死后综合征

C. 主动脉窦瘤破裂　　D. 心室壁瘤

E. 二尖瓣脱垂

70. 急性心肌梗死时最常见的心律失常是

A. 心房颤动　　B. 室性期前收缩及室性心动过速

C. 房室传导阻滞　　D. 预激综合征

E. 非阵发性交界性心动过速

71. 下列哪一种药物最常应用于治疗冠心病变异型心绞痛发作

A. α受体阻断剂　　B. β受体阻断剂

C. 钙通道阻滞剂　　D. 硝酸酯类

E. 血管紧张素转换酶抑制剂

72. 下列哪一条不符合典型心绞痛

A. 在体力负荷、情绪激动时发生　　B. 常突然发生而迫使病人立即停止活动

C. 疼痛历时1～5分钟　　D. 疼痛部位在左心前区

E. 疼痛放射至左肩及左上肢内侧

73. 男性，56岁。劳累后心前区闷痛6年，近1周常因夜间胸痛而惊醒，发作时心电图特征为；Ⅱ、Ⅲ、aVF导联ST段呈单向曲线型上抬0.2mV，缓解后上抬消失，发作时最适宜用哪一种药物

A. β受体阻断剂　　B. 开博通（卡托普利）

C. 硝酸甘油　　D. 钙通道阻滞剂

E. 丹参制剂

74. 急性心肌梗死4小时，最适宜的治疗方案是

A. 哌替啶　　B. 静滴硝酸甘油

C. 射频消融治疗　　D. 溶栓治疗

E. 糖皮质激素+扩血管药物静滴

75. 下列哪一项不是我国冠心病主要的易患因素

A. 高血压　　B. 甲状腺功能减退症

C. 吸烟　　D. 高脂血症

E. 肥胖

76. 诊断变异型心绞痛，下述哪项是错误的

A. 安静时可以发病　　B. 发作时心电图ST段明显压低

C. 每天可在同一时间发病　　D. 疼痛时间延长

E. 发作时可有室性期前收缩

77. 哪个部位的急性心肌梗死最易发生房室传导阻滞

A. 前壁心肌梗死
B. 后壁心肌梗死
C. 侧壁心肌梗死
D. 下壁心肌梗死
E. 左房心肌梗死

78. 心肌梗死急性期病人，一旦出现室性期前收缩，应首选
A. 普萘洛尔
B. 维拉帕米
C. 利多卡因
D. 地西泮（安定）
E. 苯妥英钠

79. 下列哪项血脂异常不是冠状动脉粥样硬化的危险因素
A. 总胆固醇（TC）升高
B. 甘油三酯（TG）升高
C. 低密度脂蛋白（LDL）升高
D. 极低密度脂蛋白（VLDL）升高
E. 高密度脂蛋白（HDL）升高

80. 多数急性心肌梗死患者最早出现和最突出的症状是
A. 剧烈而持久的胸骨后疼痛
B. 心力衰竭
C. 胃肠道反应
D. 心源性休克
E. 发热

81. 女性，78 岁，因剧烈心前区疼痛 6 小时不缓解，急诊心电图提示广泛前壁心肌梗死。查体：BP 100/60mmHg，呼吸急促，30 次/分，口唇发绀，双肺底闻及细小水泡音，心率 120 次/分，心尖区第一心音减弱，可闻及舒张期奔马律。最可能的诊断是
A. 急性广泛前壁心梗合并肺部感染
B. 急性广泛前壁心梗合并心律失常
C. 急性广泛前壁心梗合并心力衰竭
D. 急性广泛前壁心梗合并心源性休克
E. 急性广泛前壁心梗合并肺栓塞

82. 一般心绞痛发作时的疼痛性质是
A. 针扎样刺痛，反复发作
B. 闪电样抽痛，起止突然
C. 压榨样闷痛，伴窒息感
D. 刀割样疼痛，辗转呻吟
E. 尖锐样刺痛，咳时加剧

83. 女性，58 岁，近半年来自觉心前区阵发性疼痛，常在休息或清晨时发作，持续时间 15 分钟，含服硝酸甘油后缓解，疼痛发作时，心电图胸前导联 ST 段抬高，运动负荷试验阴性，其诊断为
A. 初发型心绞痛
B. 卧位型心绞痛
C. 稳定型心绞痛
D. 变异型心绞痛
E. 恶化型心绞痛

84. 男性，57 岁，因急性下壁心肌梗死入院。检查 BP 90/60mmHg，心率 42 次/分，律齐，最可能的心律失常是
A. 心房颤动
B. 房性期前收缩
C. 室性心动过速
D. Ⅲ度房室传导阻滞
E. 完全右束支传导阻滞

85. 急性心肌梗死时血清酶中升高最早的是
A. AST
B. 肌红蛋白
C. LDH
D. CPK-MB

E. cTnT

86. 男性，49岁，因劳累后胸痛3年收住入院，患者均于劳累当时发作，休息后5～10分钟内缓解。入院后根据其发作时的心电图诊为“心绞痛”，其发作时最可能的心电图表现是

A. T波高大

B. 左室肥厚劳损

C. 窦性心动过速

D. ST段呈短暂性的抬高，形成单向曲线

E. ST段下移，T波低平，双向，倒置

87. 下列哪项最有助于区别心绞痛与心肌梗死

A. 心电图变化

B. 疼痛部位

C. 疼痛性质

D. 有无发热

E. 有无心率增快

B型题

（88～91题共用备选答案）

A. 梨形心

B. 靴形心

C. 心尖区收缩期喀喇音

D. 心尖区收缩期吹风样杂音，向背部传导

E. 反复发作心绞痛、晕厥

88. 主动脉瓣狭窄的特点是

89. 主动脉瓣关闭不全的特点是

90. 二尖瓣狭窄的特点是

91. 二尖瓣脱垂的特点是

（92～95题共用备选答案）

A. P-R间期逐渐延长，直到P波受阻，QRS波群脱落

B. P-R间期逐渐缩短，直到P波受阻，QRS波群脱落

C. P波与QRS波群无关，P-P间期＜R-R间期

D. P-R间期不变且大多正常，P波突然受阻，QRS波群脱落

E. P-R间期＞0.20秒，每个P波后均有QRS波群

92. 诊断为一度房室传导阻滞的是

93. 诊断为二度Ⅰ型房室传导阻滞的是

94. 诊断为二度Ⅱ型房室传导阻滞的是

95. 诊断为三度房室传导阻滞的是

（96～98题共用备选答案）

A. 卡托普利

B. 尼群地平

C. 哌唑嗪

D. 美托洛尔

E. 吲达帕胺

96. 降压作用缓慢，适用于轻、中度高血压，降压同时使心律减慢的药物是
97. 降压作用缓慢，适用于轻、中度高血压，长期应用可能引起低血钾的药物是
98. 降压作用明显，对血糖、血脂代谢无不良影响，但易引起体位性低血压的药物是

（99～102 题共用备选答案）

A. 解除冠状动脉痉挛，抗血小板凝聚，改善冠脉供血和微循环灌注
B. 降低心脏后负荷，减少心肌氧耗
C. 扩张冠状动脉及外周静脉，降低心脏前负荷，减少心肌氧耗
D. 减弱心肌收缩力，减慢心率，减少心肌氧耗
E. 使钾离子进入细胞内，促进细胞膜极化状态的恢复

99. 硝酸异山梨酯的主要作用是
100. 硝苯地平的主要作用是
101. 美托洛尔的主要作用是
102. 极化液的主要作用是

（103～104 题共用备选答案）

A. V_1～V_3
B. Ⅰ、aVL、V_6
C. Ⅱ、Ⅲ、aVF
D. V_3～V_5
E. V_1～V_6、Ⅰ、aVL

103. 广泛前壁心肌梗死的心电图表现在
104. 前间壁心肌梗死的心电图表现在

（105～106 题共用备选答案）

A. 病毒
B. 结核
C. 立克次体
D. 细菌
E. 真菌

105. 急性非特异性心包炎可能的主要病因是
106. 缩窄性心包炎可能的主要病因是

（107～108 题共用备选答案）

A. 心肌收缩期泵功能障碍
B. 血压升高，左心室肥厚
C. 心室间隔非对称性肥厚
D. 内膜心肌纤维化，心室舒张功能受损
E. 局部心缘突出，有反常搏动

107. 扩张型心肌病
108. 肥厚型心肌病

消化系统疾病学习情境

学习任务一 胃 炎

【考纲要求】

1. 急性胃炎的病因、发病机制、临床表现、诊断及治疗。

2. 慢性胃炎的病因、发病机制、病理改变、临床表现、实验室和其他检查、诊断及治疗。

【考点纵览及知识点】

一、胃食管反流病

1. 食管抗反流屏障结构功能异常可导致胃食管反流。以食管下括约肌的功能状态最重要。

2. 胃食管反流病的主要症状为胸骨后烧灼感、反酸和胸痛。

3. 内镜检查是诊断反流性食管炎最准确的方法。但无反流性食管炎不能排除。对有典型症状而内镜检查阴性者，可用质子泵抑制剂做试验性治疗，如疗效明显，一般可考虑诊断。

4. 药物适用于轻、中度胃食管反流病患者。手术适用于症状重、有严重食管炎的患者。

二、急性、慢性胃炎

1. 急性胃炎的常见病因为感染、药物、乙醇、应激等，如幽门螺杆菌（HP）感染可引起急性胃炎。

2. HP 感染为慢性胃炎的最主要病因。掌握 HP 的致病机制。

3. 慢性胃炎的病理特点：CSG 腺体基本持完整状态。CAG 腺体破坏、减少，甚至消失。中度以上不典型增生被认为是癌前病变。

4. A 型胃炎、B 型胃炎的临床区别，A 型胃炎可出现明显的厌食和体重减轻，可伴有贫血。

5. 临床常用快速尿素酶试验、血清 HP 抗体测定等方法检测 HP。急诊胃镜在出血后 24～48 小时内进行，但腐蚀性胃炎急性期禁忌行胃镜检查。

6. 胃镜下浅表性胃炎以“红”为主。胃镜下萎缩性胃窦炎以“白”为主。慢性胃炎的确诊主要靠胃镜检查和胃黏膜活检。

7. 治疗可应用三联疗法清除 HP。

【习题训练】

A 型题

1. 急性糜烂性胃炎的确诊依据是

A. 上消化道出血的临床表现　　　　B. 胃液分析

C. X线胃肠钡餐检查　　D. 急诊胃镜检查
E. 腹部B超

2. 男性，35岁，因服吲哚美辛数片后觉胃痛，今晨呕咖啡样胃内容物400ml来诊。既往无胃病史。首选的检查是
A. 血清胃泌素测定　　B. B超检查
C. X线胃肠钡餐　　D. 急诊胃镜检查
E. 胃液分析

3. 非甾体抗炎药引起急性胃炎的主要机制是
A. 激活磷脂酶A　　B. 抑制前弹性蛋白酶
C. 抑制前列腺素合成　　D. 促进胃泌素合成
E. 抑制脂肪酶

4. 男性，56岁，突发性右侧肢体无力，伴头痛、呕吐，排黑便2次。有高血压和糖尿病史5年。黑便的原因很可能是
A. 食管癌　　B. 胃癌
C. 胃溃疡　　D. 急性胃黏膜病变
E. 胃底静脉曲张破裂出血

5. 在我国，大多数慢性胃炎的主要病因为
A. 药物　　B. 食物
C. 胆汁反流　　D. 幽门螺杆菌
E. 物理因素

6. 下列慢性胃炎的病理改变，属于癌前病变的是
A. 黏膜重度萎缩，腺体减少　　B. 假幽门腺化生
C. 肠上皮化生　　D. 重度不典型增生
E. 淋巴滤泡增生

7. 与慢性胃炎和消化性溃疡有密切关系的病原菌为
A. 空肠弯曲菌　　B. 幽门螺杆菌
C. 胎儿弯曲菌　　D. 鼠伤寒沙门菌
E. 副溶血性弧菌

8. 女性，51岁，间断上腹疼痛2年，疼痛发作与情绪、饮食有关。查体：上腹部轻压痛。胃镜：胃窦皱褶平坦，黏膜粗糙、无光泽，黏膜下血管透见。此病例考虑诊断为
A. 消化性溃疡　　B. 急性胃炎
C. 慢性浅表性胃炎　　D. 胃癌
E. 慢性萎缩性胃炎

（9～10题共用题干）

男性，55岁，反复不规律上腹部胀痛3年，胃镜诊断为萎缩性胃炎。

9. 判断该患者炎症活动的客观依据是
A. 胃黏膜肠上皮化生　　B. 胃黏膜出血
C. 胃黏膜内中性粒细胞增多　　D. 胃黏膜中增多的主要是淋巴细胞

E. 胃黏膜纤维组织增生

10. 该患者如考虑为A型胃炎，下列说法正确的是

A. 壁细胞抗体阴性
B. 胃酸升高
C. 不出现厌食，体重下降
D. 不出现恶性贫血
E. 主要位于胃体部

11. 降低胃内酸度最有效的药物是

A. H_2受体拮抗剂
B. 含铝抗酸剂
C. 抗胆碱能药物
D. 质子泵抑制剂
E. 胃泌素受体拮抗剂

B型题

（12～13题共用备选答案）

A. 胃酸明显减少
B. 胃酸明显增多
C. 胃酸轻度增多
D. 胃酸轻度减少
E. 胃酸正常或减少

12. 重度萎缩性胃体胃炎患者表现为

13. 萎缩性胃窦胃炎患者表现为

（14～16题共用备选答案）

A. 癌前病变
B. 交界性肿瘤
C. 癌肉瘤
D. 原位癌
E. 非肿瘤性病变

14. 胃窦部黏膜重度不典型性增生是

15. 肉芽肿是

16. 结肠多发性腺瘤性息肉是

学习任务二　消化性溃疡

【考纲要求】

1. 消化性溃疡的概念、病因和发病机制、病理改变。
2. 消化性溃疡的临床表现、辅助检查、诊断与鉴别诊断、内科治疗。
3. 消化性溃疡并发症的临床表现。

【考点纵览及知识点】

1. 消化性溃疡指发生在胃和十二指肠的慢性溃疡。溃疡是指缺损超过黏膜肌层者。黏膜缺损因与胃酸/胃蛋白酶的消化作用有关，故称为消化性溃疡。

2. 幽门螺杆菌（HP）感染是消化性溃疡的主要病因。空泡毒素（VacA）蛋白和细胞毒素相关基因A（CagA）蛋白是HP毒力的主要标志。HP引起消化性溃疡的机制有HP感染致胃黏膜屏蔽功能削弱的假说和六因素假说。

3. 消化性溃疡发生机制中，在胃酸和胃蛋白酶的作用中以壁细胞数增多，壁细胞对泌

酸刺激物敏感性增加及对酸分泌的抑制减弱为主要因素。壁细胞有三种受体，即乙酰胆碱受体、组胺 H_2 受体及促胃液素（胃泌素）受体。

4. 在消化性溃疡的发病机制中认为主要是由于 HP 感染在家庭内的传播所致，而非遗传因素，但遗传因素的作用不能就此否定。

5. 吸烟可通过引起黏膜中 PGE 减少、壁细胞增生、胃酸分泌过多、降低幽门括约肌的张力、抑制胰腺分泌 HCO_3^- 等作用参与消化性溃疡的发生。

6. 消化性溃疡的特点：①慢性过程；②周期性发作；③节律性上腹痛。十二指肠球溃疡（DU）和胃溃疡（GU）的疼痛规律可用于鉴别诊断。幽门管溃疡易并发幽门梗阻、出血和穿孔，内科治疗效果差。球后溃疡疼痛和放散痛更为严重持续，易出血，内科治疗效果差，X 线检查易漏诊。

7. 出血是消化性溃疡常见并发症。出血前常有上腹疼痛加重表现。

8. 消化性溃疡病人清晨空腹插胃管抽液量＞200ml，应考虑幽门梗阻。

9. GU 癌变率估计在 1％以下。

10. 胃液分析已不作常规应用，BAO＞15mmol/h，MAO＞60mmol/h，BAO/MA 比值＞60％提示有促胃液素瘤。

11. 胃镜检查可确诊消化性溃疡。

12. X 线检查可观察消化性溃疡直接、间接征象。间接征象只提示但不能确诊有溃疡。注意胃良性溃疡与恶性溃疡的鉴别。

13. 临床常用快速尿素酶试验、血清 HP 抗体测定等方法检测 HP。

14. 对 HP 相关性溃疡的共识：不论溃疡初发或复发、活动或静止、有无并发症史均应抗 HP 治疗。

15. 降低胃酸的药物种类。H_2 受体抑制剂经肝代谢，通过肾小球滤过和肾小管分泌来排出体外，有严重肝、肾功能不足者应适当减量。老年人肾清除率下降故亦宜酌减用量。PPI 能抑制 24h 酸分泌的 90％，对基础胃酸和刺激后的胃酸分泌均有作用，是目前抑酸作用最强的药物。枸橼酸铋钾有使大便发黑的副作用。DU 治疗疗程为 4～6 周，GU 为 6～8 周。

16. 可应用三联疗法清除 HP。

【习题训练】

A 型题

1. 不能作为判断幽门螺杆菌根除的检验方法是
   A. 活组织幽门螺杆菌培养　　B. 组织学检查找幽门螺杆菌
   C. C 尿素酶呼气试验　　D. 快速尿素酶试验
   E. 血清抗幽门螺杆菌抗体检测
2. 男性，56 岁，突发性右侧肢体无力，伴头痛、呕吐，排黑便 2 次。有高血压和糖尿病史 5 年。黑便的原因很可能是
   A. 食管癌　　B. 胃癌
   C. 胃溃疡　　D. 急性胃黏膜病变
   E. 胃底静脉曲张破裂出血
3. 与慢性胃炎和消化性溃疡有密切关系的病原菌为

A. 空肠弯曲菌　B. 幽门螺杆菌
C. 胎儿弯曲菌　D. 鼠伤寒沙门菌
E. 副溶血性弧菌

4. 治疗消化性溃疡时，以下所选药物中哪种是错误的
A. 氢氧化铝　B. 阿托品
C. 丙谷胺　D. 雷尼替丁
E. 奥美拉唑

5. 降低胃内酸度最有效的药物是
A. H_2 受体拮抗剂　B. 含铝抗酸剂
C. 抗胆碱能药物　D. 质子泵抑制剂
E. 胃泌素受体拮抗剂

6. 消化性溃疡最常见的并发症为
A. 穿孔　B. 出血
C. 幽门梗阻　D. 癌变
E. 瘘管形成

7. 消化性溃疡致瘢痕性幽门梗阻最典型的临床表现是
A. 呕吐　B. 腹胀
C. 消瘦　D. 贫血
E. 脱水

8. 下列哪个部位的溃疡应特别注意 Zollinger-Ellison 综合征的可能性
A. 胃窦部　B. 幽门管
C. 十二指肠球部　D. 十二指肠降部
E. 回肠远端

9. 下列各项中不能作为幽门梗阻诊断依据的是
A. 上腹部胀痛　B. 呕吐大量宿食
C. 胃型和蠕动波　D. 空腹振水音
E. 代谢性酸中毒

10. 下列治疗消化性溃疡的药物中，抑酸作用最强、疗效最佳的是
A. 西米替丁　B. 阿托品
C. 硫糖铝　D. 奥美拉唑
E. 枸橼酸铋钾

11. 关于应激性溃疡不正确的说法是
A. 多发生于胃，也可累及食管　B. 不会穿透胃壁全层
C. 最明显的症状是呕血、柏油样便　D. 可发生大出血
E. 可发生于十二指肠

12. 男性，25 岁，反复上腹痛、反酸 5 年，进食后加重，空腹减轻。可诊断为
A. 胃溃疡　B. 十二指肠球部溃疡
C. 十二指肠球后溃疡　D. 十二指肠炎
E. 胃黏膜脱垂

13. 对球后溃疡的正确描述是

A. 多发生在距幽门 2～3cm 以内
B. 多为十二指肠球后壁溃疡
C. 易并发出血
D. 临床症状多不明显
E. 内科治疗效果好

14. 胃溃疡最常见的位置是
A. 胃前壁
B. 胃后壁
C. 胃大弯及胃底
D. 胃小弯近贲门处
E. 胃窦小弯侧

15. 男性，25 岁，反复上腹部疼痛 5 年，伴反酸、嗳气，最具诊断意义的检查项目是
A. 腹部 B 超
B. 消化道钡餐
C. 胃镜检查
D. 大便隐血试验
E. 胃液分析

16. 男性，34 岁，上腹灼痛 3 个月，柏油样便 2 天，为了确诊，首选检查是
A. X 线钡餐透视
B. 大便隐血试验
C. 血常规
D. 胃镜
E. B 超

17. 女性，32 岁，阵发性上腹痛 2 年，夜间加重，疼痛有季节性，冬季明显，有反酸。为进一步确诊，首选的检查方法是
A. X 线钡餐检查
B. 胃镜
C. 胃液细胞学检查
D. 胃液分析
E. B 超

18. 男性，38 岁，上腹疼痛 6 年。腹痛为餐前痛，伴反酸，近日疼痛加重，且持续性向腰背部放射，有时伴低热。胃肠钡餐示：十二指肠球部变形，血白细胞 11×10^9/L，中性粒细胞 0.78。诊断首先考虑为
A. 慢性胃炎
B. 胃溃疡
C. 胃癌
D. 十二指肠穿透性溃疡
E. 胃黏膜脱垂

19. 关于消化性溃疡的治疗，正确的说法是
A. 需长期应用黏膜保护剂以降低溃疡复发率
B. 为降低复发率，需长期服用质子泵抑制剂
C. 只要内镜证实溃疡已经愈合，溃疡就不会复发
D. 根除幽门螺杆菌可以降低溃疡复发率
E. 有消化道出血的溃疡患者必须长期维持治疗

20. 治疗消化性溃疡患者上腹部疼痛效果最好的药物是
A. 黏膜保护剂
B. 质子泵抑制剂
C. H_2 受体拮抗剂
D. 抗酸药
E. 促动力剂

21. 男性，45 岁，间断上腹痛 3 年，加重 2 个月，胃镜检查发现胃角切迹溃疡，幽门螺杆菌阳性。其治疗方案首选
A. H_2 受体拮抗剂治疗，6 周复查胃镜
B. 黏膜保护剂治疗，6 周复查胃镜

C. 质子泵抑制剂＋黏膜保护剂治疗，4 周复查胃镜
D. 抗幽门螺杆菌治疗＋质子泵抑制剂治疗，6 周复查胃镜
E. 抗幽门螺杆菌治疗，2 周复查胃镜

B 型题

（22～23 题共用备选答案）

A. 无明显规律性　　B. 疼痛—排便—加重
C. 进食—疼痛—缓解　　D. 疼痛—进食—缓解
E. 疼痛—排便—缓解

22. 胃溃疡腹痛的规律是
23. 肠易激综合征腹痛的规律是

学习任务三　肠结核和结核性腹膜炎

【考纲要求】

1. 肠结核的病因和发病机制、病理改变、临床表现、实验室和其他检查、诊断、鉴别诊断、治疗。

2. 结核性腹膜炎的病因和发病机制、病理改变、临床表现、实验室和其他检查、诊断、鉴别诊断、治疗。

【考点纵览及知识点】

1. 结核分枝杆菌感染肠道是引发肠结核的病因。当感染的结核分枝杆菌较多、毒力较强、人体免疫功能低下和肠道局部防御能力削弱时发病。

2. 肠结核多表现为腹痛、排便规律异常、腹部肿块及伴有毒血症等全身表现的症状。腹泻是溃疡型肠结核的主要临床表现。增生型肠结核多以便秘为主要表现。

3. 肠结核的患者粪便检查找结核分枝杆菌时只有痰菌阴性者，粪便阳性才有意义。

4. 肠结核 X 线的特征性表现：有肠黏膜紊乱，结肠袋加深或消失，肠腔外廓有小刺或有锯齿状阴影。晚期结肠变短、强直或狭窄。在溃疡型肠结核可有激惹现象，跳跃现象；也可见肠腔变窄，肠段缩短、变形，回盲肠正常角度消失等改变。

5. 肠结核应加强抗结核治疗。

6. 结核性腹膜炎的临床特点包括腹痛、腹胀、腹水、腹部柔韧感和腹部肿块等。

7. 腹壁柔韧感是结核性腹膜炎查体的特点，但不可仅凭腹壁柔韧感来诊断结核性腹膜炎。

【习题训练】

A 型题

1. 自发性细菌性腹膜炎常见的致病菌包括
A. 大肠埃希菌和副大肠埃希菌　　B. 溶血链球菌和肺炎链球菌
C. 厌氧菌和链球菌　　D. 大肠埃希菌和厌氧菌
E. 铜绿假单胞菌和葡萄球菌

2. 用抗酸染色法染色后，结核杆菌在光学显微镜下的典型形态是
A. 为紫色的栅栏状排列杆菌
B. 为红色的粗大杆菌
C. 为紫色的略带弯曲的细长杆菌
D. 为红色的略带弯曲的细长杆菌
E. 为红色的竹节状排列杆菌

3. 肠结核最好发的部位是
A. 直肠、乙状结肠
B. 降结肠
C. 横结肠
D. 升结肠
E. 回盲部

4. 对肠结核最有诊断价值的检查是
A. X线钡餐检查发现肠腔狭窄
B. 结肠镜检查示回盲部炎症
C. 结肠镜下活检找到干酪性上皮样肉芽肿
D. 结核菌素试验强阳性
E. 大便中查到结核分枝杆菌

5. 结核性腹膜炎治疗中最重要的措施是
A. 腹腔内注射糖皮质激素，防止腹膜粘连
B. 大量抽腹水
C. 手术清除腹腔淋巴结核及干酪样病变
D. 全身联合强化抗结核药物治疗
E. 营养和休息

6. 渗出性结核性腹膜炎的最佳的强化治疗方案是
A. 异烟肼、利福平、吡嗪酰胺、链霉素
B. 异烟肼、链霉素、对氨基水杨酸
C. 异烟肼、链霉素、对氨基水杨酸、糖皮质激素
D. 异烟肼、链霉素、对氨基水杨酸加手术腹腔引流
E. 异烟肼、利福平

7. 女性，37岁，腹胀、腹泻与便秘交替半年，常有午后低热，夜间盗汗。体检：腹壁柔韧感，轻度压痛，肝脾未触及，腹水征（+）。腹水检验：比重1.018，蛋白25g/L，白细胞$0.7\times10^9/L$，中性0.30，淋巴0.70，红细胞$0.3\times10^9/L$，本病例最可能的诊断是
A. 结核性腹膜炎
B. 原发性腹膜炎
C. 癌性腹膜炎
D. 巨大卵巢囊肿
E. 肝静脉阻塞综合征

8. 女性，18岁，低热、腹痛、腹泻伴腹胀2个月。查体：腹壁揉面感，腹部移动性浊音阳性。腹水为渗出液。为明确诊断，下列哪项检查最有价值
A. 血培养
B. 结核菌素试验
C. 腹膜活检
D. 腹水细菌培养
E. 红细胞沉降率

9. 对结核性腹膜炎最有诊断价值的检查是
A. PPD试验
B. 结肠镜检查
C. 红细胞沉降率
D. 腹水常规
E. 腹腔镜检查+腹膜活检

10. 女性，20岁，因低热、腹痛诊断为结核性腹膜炎。近日来呕吐、腹胀，未解大便。查体：肠鸣音亢进。最可能的并发症是

A. 肠梗阻
B. 肠穿孔
C. 中毒性肠麻痹
D. 肠出血
E. 肠套叠

B 型题

（11～12 题共用备选答案）

A. 经口
B. 经淋巴管道
C. 腹腔病变直接蔓延
D. 经血液循环
E. 腰椎病变直接蔓延

11. 结核性腹膜炎的主要感染途径是
12. 肠结核的主要感染途径是

（13～14 题共用题干）

女性，25 岁，低热、便秘与腹泻交替 3 年。查体：右下腹 5cm×5cm 肿块，质中等，较固定，轻压痛。

13. 最具诊断意义的检查是
A. 红细胞沉降率
B. 血常规
C. 结肠镜检查
D. X 线钡剂透视
E. 诊断性腹腔穿刺

14. 最有可能的诊断是
A. 结肠癌
B. 肠结核
C. Crohn 病
D. 溃疡性结肠炎
E. 肠血吸虫病

学习任务四　炎症性肠病

【考纲要求】

1. Crohn 病的病理改变、临床表现及并发症、辅助检查、诊断与鉴别诊断、治疗。
2. 溃疡性结肠炎的病理改变、临床表现、并发症、实验室和其他检查、诊断与鉴别诊断、治疗。
3. 肠易激综合征的临床表现、诊断、治疗。
4. 慢性腹泻的概念、发病机制、实验室检查。

【考点纵览及知识点】

1. Crohn 病受累肠段的病变呈节段性分布，肠壁肉芽肿性炎症但无干酪样坏死。瘘管形成是 Crohn 病的临床特征之一。病理特点：组织学为全壁性肠炎，淋巴管闭塞、淋巴液外漏、黏膜下水肿、肠壁非干酪性肉芽肿性炎症等。

2. Crohn 病的 X 线特征性表现为黏膜皱襞粗乱，纵行溃疡或裂沟，鹅卵石征，假性息肉，多发性狭窄，瘘管形成等征象，病变呈节段性分布。可见跳跃征、线样征。结肠镜表现：节段性分布；见纵行或匐行性溃疡，溃疡周围黏膜正常或增生呈鹅卵石样。

3. 溃疡性结肠炎的临床表现多有腹泻、黏液脓血便、腹痛（多在左下腹）及恶心、呕吐等消化道症状。

4. 溃疡性结肠炎的并发症：中毒性结肠扩张、直肠结肠癌变等。

5. 经肠菌分解后产生的5-氨基水杨酸是氨基水杨酸制剂的有效成分。注意溃疡性结肠炎的手术指征。

6. 肠易激综合征的临床表现包括有腹痛、腹胀、排便习惯改变和大便性状异常，黏液便等表现。

7. 慢性腹泻指病程在两个月以上的腹泻或间歇期在2～4周内的复发性腹泻。慢性腹泻的发病机制有渗透性腹泻、渗出性腹泻、分泌性腹泻、运动功能异常性腹泻。

【习题训练】

A型题

1. 对Crohn病最有诊断意义的病理改变是
   A. 肠腺隐窝脓肿　B. 炎性息肉
   C. 肠瘘形成　D. 肠壁非干酪性上皮样肉芽肿
   E. 肠系膜淋巴结肿大

2. 女性，10岁，腹泻1年。体检发现一肛瘘，结肠镜示回盲部铺路石样改变，最可能的诊断是
   A. 结肠癌　B. 溃疡性结肠炎
   C. 细菌性痢疾　D. Crohn病
   E. 肠结核

3. 溃疡性结肠炎的临床表现下列哪项是错误的
   A. 腹痛—便意—便后缓解　B. 左下腹有压痛
   C. 常有腹胀　D. 易形成肠瘘
   E. 可有发热

4. 水杨酸类制剂在溃疡性结肠炎治疗中，主要适用于
   A. 轻、中度病例　B. 重度病例
   C. 中毒性巨结肠　D. 激素治疗无效者
   E. 顽固病例

5. 溃疡性结肠炎的大便最具特征的是
   A. 水样便　B. 黏液脓血便
   C. 黄色稀糊样便　D. 大便变细
   E. 便秘

6. 下述哪项不是溃疡性结肠炎的常见并发症
   A. 中毒性巨结肠　B. 直肠结肠出血
   C. 癌变　D. 多发性瘘管
   E. 急性肠穿孔

7. 女性，37岁，慢性腹泻2年，大便每天2～3次，常带少量黏液，反复粪便致病菌培养阴性，结肠镜检查见为直肠、降结肠和横结肠充血、水肿，有少数散在浅溃疡，拟诊为溃疡性结肠炎。首选的治疗方案是

A. 泼尼松口服　　B. 诺氟沙星口服
C. 甲硝唑保留灌肠　　D. 氢化可的松保留灌肠
E. 5-氨基水杨酸口服

8. 男性，23岁，间断脓血便2年，大便成形或糊状，每日1～3次，有时里急后重，抗生素治疗无效。最可能的诊断是
A. 溃疡性结肠炎　　B. Crohn病
C. 慢性细菌性痢疾　　D. 肠结核
E. 阿米巴肠炎

9. 有关糖皮质激素治疗溃疡性结肠炎的说法中，正确的是
A. 柳氮磺胺吡啶治疗无效时应用激素治疗效果亦差
B. 特别适合于重型活动性溃疡性结肠炎
C. 不可用于灌肠治疗
D. 不可与柳氮磺胺吡啶联合治疗
E. 可以作为试验性治疗用于溃疡性结肠炎的鉴别诊断

10. 溃疡性结肠炎患者容易并发中毒性巨结肠的情况是
A. 重症患者接受激素治疗时
B. 重症患者接受水杨酸柳氮磺胺吡啶治疗时
C. 重症患者接受胆碱能受体拮抗剂时
D. 重症患者接受抗生素治疗时
E. 重症患者接受全胃肠道外营养治疗时

11. 典型溃疡性结肠炎患者大便的特点是
A. 稀水样便　　B. 黏液便
C. 蛋花汤样便　　D. 糊状便
E. 黏液脓血便

12. 肠易激综合征的症状特点是
A. 腹痛、腹胀等症状与排便无关　　B. 病史较长者会出现营养不良
C. 精神紧张可使症状加重　　D. 常有便失禁
E. 夜间入睡后仍会出现腹泻

13. 以下是慢性腹泻的病理生理类型，除了
A. 渗透性腹泻　　B. 渗出性腹泻
C. 分泌性腹泻　　D. 运动功能异常性腹泻
E. 医源性腹泻

B型题

（14～15题共用题干）

男性，30岁，黏液脓血便伴里急后重2年。近1周腹痛加重，伴高热。体检：体温39.2℃，心率110次/分，贫血貌，腹部膨隆，全腹有压痛，肠鸣音消失。

14. 该病人最可能的诊断是
A. 肠结核并发肠穿孔　　B. 溃疡性结肠炎并发中毒性巨结肠
C. 结肠癌并发肠梗阻　　D. 肠易激综合征
E. Crohn病

15. 该患者不宜选做的检查是

A. 血常规

B. 红细胞沉降率

C. 免疫指标测定

D. 钡剂灌肠

E. 腹部B超

（16～17题共用备选答案）

A. 无明显规律性

B. 疼痛—排便—加重

C. 进食—疼痛—缓解

D. 疼痛—进食—缓解

E. 疼痛—排便—缓解

16. 十二指肠溃疡腹痛的规律是

17. 肠易激综合征腹痛的规律是

学习任务五　肝硬化

【考纲要求】

1. 肝硬化的病因、发病机制及病理改变。

2. 临床表现、并发症、实验室和其他检查、诊断及治疗。

【考点纵览及知识点】

1. 肝硬化以肝组织弥漫性纤维化、假小叶和再生结节形成为特征。在我国，病毒性肝炎是肝硬化的主要病因；在西方国家，酒精性肝硬化更常见。

2. 肝硬化的病理分为小结节性肝硬化、大结节性肝硬化、大小结节混合性肝硬化。

3. 代偿期症状较轻，缺乏特异性，多呈间歇性，乏力、食欲减退出现较早，且较突出。失代偿期的临床表现有肝功能减退的临床表现，门脉高压症的临床表现。侧支循环的建立和开放的临床意义。腹水形成的机制及相关因素。

4. 并发症常是导致病人死亡的主要原因。自发性腹膜炎的临床表现。功能性肾衰竭的特征及参与形成的因素。自发性腹膜炎时腹水检查的改变。门脉高压症时超声及X线的特征性表现。

5. 肝功能试验的意义。

6. 肝穿刺活组织病理检查若见到假小叶形成可诊断为肝硬化。

7. 肝硬化腹水时利尿剂主张排钾与保钾利尿剂联合应用，利尿速度不宜过猛。严格掌握抽腹水的适应证。自发性腹膜炎抗生素宜联合应用，用药时间不宜少于2周。

【习题训练】

A型题

1. 男性，38岁，患肝硬化3年，1周来畏寒、发热，体温38℃左右，全腹痛，腹部明显膨胀，尿量500ml/d。住院后经检查有以下体征，对目前病情判断最有意义的是

A. 蜘蛛痣及肝掌

B. 腹壁静脉曲张呈海蛇头样

C. 脾大

D. 全腹压痛及反跳痛

E. 腹部移动性浊音阳性

2. 男性，45岁，因患肝硬化腹水用呋塞米后尿量每日超过2000ml，近日出现四肢肌肉软弱无力，伴恶心、呕吐，心电图出现传导和节律异常，其原因最可能是

A. 低钾血症　　B. 高钾血症

C. 低钠血症　　D. 高钠血症

E. 低镁血症

3. 下列关于肝硬化的叙述，正确的是

A. 亚急性重症型病毒性肝炎多发展为门脉性肝硬化

B. 病变特点是肝细胞坏死、纤维组织增生和假小叶形成

C. 门脉高压症可表现为出血倾向

D. 肝功能不全可表现为脾大

E. 肝硬化不发生癌变

4. 关于肝硬化腹水形成的因素，不正确的是

A. 门静脉压力增高　　B. 原发性醛固酮增多

C. 低白蛋白血症　　D. 肝淋巴液生成过多

E. 抗利尿激素分泌过多

5. 肝硬化患者肝功能减退的临床表现不包括

A. 齿龈出血　　B. 脾大

C. 黄疸　　D. 水肿

E. 肝掌

6. 对于肝硬化消化道出血伴高血压、冠心病患者，下列止血措施中最不恰当的是

A. 三腔二囊管压迫　　B. 去甲肾上腺素胃管滴注

C. 垂体后叶素静脉滴注　　D. 6-氨基己酸静脉滴注

E. 冰生理盐水洗胃

7. 男性，43岁，肝炎、肝硬化病史5年，出现腹水1年，1周来低热伴轻度腹痛，腹水明显增多。腹水检查：淡黄色，比重1.017，蛋白26g/L，白细胞数500×10^6/L，中性粒细胞0.8。最可能的诊断是肝硬化合并

A. 结核性腹膜炎　　B. 自发性腹膜炎

C. 原发性肝癌　　D. 门静脉血栓形成

E. 肝肾综合征

8. 关于肝硬化自发性腹膜炎，正确的描述是

A. 一般起病急，伴高热、寒战，剧烈腹痛，出现板状腹、反跳痛

B. 致病菌多为金黄色葡萄球菌

C. 易出现顽固性腹水　　D. 治疗时应加强利尿治疗

E. 应进行腹水培养，待培养结果出来后有针对性地应用抗生素治疗

9. 男性，58岁，患肝炎十余年，因无力、食欲不振、腹胀20天诊断为肝炎后肝硬化（失代偿期）入院，肝功能检查显著异常，其中白蛋白降低，球蛋白增高，白蛋白/球蛋白比例倒置。为治疗低蛋白血症，首选的血液制品是

A. 全血　　B. 新鲜冰冻血浆

C. 普通冰冻血浆　　D. 冷沉淀

E. 白蛋白

10. 肝硬化的特征性病理表现是

A. 肝细胞坏死
B. 假小叶形成
C. 炎细胞浸润
D. 肝细胞浊肿变性
E. 肝细胞脂肪变性

11. 最能说明肝硬化病人已存在门脉高压的表现是

A. 腹水
B. 门静脉增宽
C. 脾大
D. 痔核形成
E. 食管静脉曲张

12. 对判断肝硬化患者预后意义不大的指标是

A. 腹水
B. 白蛋白
C. 血清电解质
D. 凝血酶原时间
E. 肝性脑病

B 型题

（13～16 题共用备选答案）

A. 男性乳腺发育
B. 食管静脉曲张
C. 氨中毒
D. 凝血因子减少
E. 黄疸

13. 肝硬化时，门静脉高压可引起

14. 肝硬化时，肝解毒功能下降表现为

15. 肝硬化时，肝激素灭活功能下降表现为

16. 肝硬化时，肝合成功能下降表现为

（17～18 题共用备选答案）

A. 腹水比重＜1.016，蛋白 20g/L
B. 腹水比重＞1.018，李凡他（Rivalta）试验阳性
C. 乳糜样腹水
D. 腹水细胞总数＞10^9/L，分类以中性粒细胞为主
E. 腹水细胞总数为 10^8/L，分类以间皮细胞为主

17. 最可能为肝硬化腹水的是

18. 最可能为结核性腹膜炎腹水的是

学习任务六　肝性脑病

【考纲要求】

肝性脑病的病因和发病机制、临床表现、辅助检查、诊断及鉴别诊断、治疗和预防。

【考点纵览】

1. 肝性脑病的发病机制有氨中毒学说；胺、硫醇和短链脂肪酸的协同毒性作用学说；

假神经递质学说；GABA/BZ 学说；氨基酸代谢不平衡学说。

2. 肝性脑病时血氨增高的常见原因有蛋白质摄入过多、低钾性碱中毒、低血容量及缺氧、感染、低血糖、药物等；机体清除血氨的主要途径有合成尿素、合成谷氨酸和谷氨酰胺、肾排泄、肺部呼出。

3. 肝性脑病的临床表现（前驱期、昏迷前期、昏睡期、昏迷期）。及时发现前驱期病人对其治疗及转归十分重要。

4. 肝性脑病的诊断要依据肝病的病史；有肝性脑病的诱因；明显的肝功能损害、血氨升高、扑翼样震颤、肝臭；意识障碍、精神紊乱、昏睡和昏迷；脑电图的改变等。

5. 肝性脑病的治疗是综合治疗，不能偏颇，消除诱因对治疗非常重要。要注意水、电解质及酸碱平衡的情况。熟悉降氨药物的选择。

【习题训练】

A 型题

1. 肝性脑病患者可采取下列何种溶液灌肠

A. 肥皂水　　B. 醋酸

C. 地塞米松　　D. 谷氨酸钾

E. 精氨酸

2. 乳果糖治疗肝性脑病的作用机制是

A. 促进肝细胞再生　　B. 抑制肠道细菌增殖

C. 吸附肠内毒素　　D. 减少肠内氨的形成和吸收

E. 供给糖，以提供热量

3. 有关肝性脑病，正确的治疗是

A. 病人狂躁不安时使用水合氯醛灌肠　　B. 肥皂水灌肠清除肠腔积血

C. 静脉使用甲硝唑抑制肠道细菌生长　　D. 低蛋白饮食

E. 口服乳果糖

4. 男性，53 岁，肝硬化病史 6 年，近日前出现腹痛、腹胀和低热，表情淡漠，嗜睡。诊断考虑为肝性脑病，对诊断帮助最大的体征是

A. 腹壁反射消失　　B. 腱反射亢进

C. 肌腱阵挛　　D. 扑翼样震颤

E. Babinski 征阳性

B 型题

（5～7 题共用题干）

男性，48 岁，肝硬化患者，有腹水。不规则服用利尿剂治疗，2 天来出现嗜睡。体检：轻度黄疸，测血钠 120mmol/L，血钾 2.6mmol/L，氯化物 92mmol/L，BUN 10mmol/L，血 pH 7.5。

5. 患者肝性脑病的诱因是

A. 黄疸　　B. 低血钠

C. 低血钾　　D. 酸中毒

E. 氮质血症

6. 此时最好的治疗是静脉滴注

A. 谷氨酸钠
B. 谷氨酸钠+精氨酸
C. 谷氨酸钠+谷氨酸钾
D. 谷氨酸钠+左旋多巴
E. 谷氨酸钠+精氨酸+10%氯化钾

7. 下列哪项体征对该例诊断有特征性意义
A. 肌张力增强
B. 腱反射亢进
C. 扑翼震颤阳性
D. 腹壁反射消失
E. 嗜睡

(8～11 题共用题干)

男性，42 岁，呕吐、腹泻 2 天，意识模糊、烦躁不安半天急诊入院。查体：BP 110/70mmHg，神志恍惚，巩膜中度黄染，颈部可见数枚蜘蛛痣。心肺未见异常，腹软，肝肋下未触及，脾肋下 3cm。双上肢散在出血点，Hb 90g/L，WBC 3.22×10^9/L，血糖 7.0mmol/L，尿糖（+），尿酮（－）尿镜检（－）。

8. 最可能的诊断是
A. 肝性脑病
B. 糖尿病酮症酸中毒
C. 高渗性非酮症糖尿病昏迷
D. 尿毒症
E. 脑血管病

9. 对确诊最有价值的辅助检查是
A. 血气分析
B. 腹部 CT
C. 肾功能
D. 肝功能
E. 血氨

10. 如果患者躁动不安，不宜选用
A. 东莨菪碱
B. 地西泮
C. 水合氯醛
D. 氯苯那敏
E. 异丙嗪

11. 对此患者的治疗，下列各项中不正确的是
A. 禁食蛋白质
B. 口服乳果糖
C. 静滴精氨酸
D. 肥皂水灌肠
E. 补充支链氨基酸

(12～15 共用题干)

男性，45 岁，查体发现肝硬化 5 年。3 天前与朋友聚餐时出现呕血，鲜红色，量约 1000ml。患者出现头晕、心慌、出冷汗等。经输血、补液和应用止血药物治疗后病情好转，血压和心率恢复正常。1 天前出现睡眠障碍。并出现幻听和言语不清。化验检查示：血氨 130μg/dl，血糖 5.6mmol/L，尿素氮 7.2mmol/L。

12. 患者最可能的诊断是
A. 尿毒症
B. 脑血管意外
C. 乙型脑炎
D. 糖尿病酮症酸中毒
E. 肝性脑病

13. 首先考虑的治疗方案是

A. 抗生素治疗　　B. 应用降氨药物
C. 胰岛素治疗　　D. 血液透析治疗
E. 应用镇静药物

14. 消化道出血的原因最可能是
A. 胃癌　　B. 胃溃疡
C. 十二指肠溃疡　　D. 食管静脉曲张破裂
E. 胃黏膜病变

15. 为明确出血原因，待病情稳定后，最好行下列哪项检查
A. 钡餐透视　　B. 吞线试验
C. 胃镜检查　　D. 腹部 B 超
E. 腹部 CT

学习任务七　胰腺炎

【考纲要求】

1. 急性胰腺炎的病因和发病机制、病理改变、临床表现、主要全身并发症及局部并发症、辅助检查、诊断与鉴别诊断和内科治疗。

2. 慢性胰腺炎的临床表现、诊断和治疗。

【考点纵览及知识点】

1. 急性胰腺炎最常见的病因是胆石症和胆道疾病。胰腺自身消化的病变过程。胰腺炎的腹痛特点：常发生于饮酒或暴饮暴食后，弯腰体位可减轻。血淀粉酶起病后 8h 开始升高，48～72h 下降，持续 3～5d。

2. 体征

(1) 轻症胰腺炎：腹部压痛轻（表现为症状重而体征轻），可有腹胀和肠鸣音减少，无肌紧张和反跳痛。

(2) 重症急性胰腺炎：全腹的腹膜刺激征；肠鸣音减弱或消失；移动性浊音可阳性；腹水为血性，其中胰淀粉酶升高；两侧肋腹部皮肤可呈暗灰蓝色（Grey-Turner 征），脐周皮肤青紫（Cullen 征），黄疸；手足搐搦：为低钙引起，血钙如低于 1.5mmol/L 为预后不良的征兆。

3. 诊断

(1) 水肿型：症状、体征、血和尿 AMS、腹部 B 超、腹部 CT。

(2) 重症急性胰腺炎（除水肿型胰腺炎症状外）：器官衰竭表现。局部并发症：坏死、脓肿、假性囊肿；临床表现：腹膜炎刺激征、肠梗阻体征、Grey-Turner 征、Cullen 征、腹水。

4. 治疗以抑制或减少胰液分泌和抑制胰酶活性的药物为主。

5. 慢性胰腺炎病因，我国以胆道疾病的长期存在为主，西方国家以嗜酒为主。

6. 慢性胰腺炎查体的特点为腹部压痛轻，与腹痛程度不相称。

7. 慢性胰腺炎的影像学特征为可见钙化斑。

【习题训练】

A 型题

1. 预防急性胰腺炎的措施中，哪项不正确
   A. 积极治疗胆道疾病　B. 戒酒
   C. 常用抑制胰酶活性的药物　D. 避免服用引起急性胰腺炎的药物
   E. 避免暴饮暴食
2. 鉴别水肿型和出血坏死型急性胰腺炎，下列哪项意义不大
   A. 血清淀粉酶增高　B. 血钙降低
   C. 血清正铁血红蛋白阳性　D. 肋腹部及脐周皮肤出现紫色瘀斑
   E. 发病后很快出现休克
3. 急性胰腺炎的一般治疗原则中，哪一项未被包括在内
   A. 解痉止痛　B. 抑制胰腺分泌
   C. 水、电解质平衡与支持治疗　D. 防治感染
   E. 生长抑素类似物八肽静脉滴注
4. 女性，45 岁，餐后 2 小时突然腹痛、恶心、呕吐，伴发热，次日出现黄疸，查血淀粉酶及胆红素明显增高，其发生黄疸的最可能原因是
   A. 肿大的胰腺压迫胆管所致　B. 肝细胞性黄疸
   C. 胆结石并胰腺炎　D. 胆总管下端狭窄
   E. 胆囊炎所致
5. 对出血坏死型胰腺炎最具诊断价值的是
   A. 血脂肪酶增高　B. 血淀粉酶增高
   C. 血钙降低　D. 血胆红素增高
   E. B 超检查胰腺增大
6. 对于急性胰腺炎，以下哪项说法是正确的
   A. 只有血、尿淀粉酶增高才能诊断急性胰腺炎
   B. 血清淀粉酶在 8 小时达峰值
   C. 血清淀粉酶超过正常 2 倍可确诊急性胰腺炎
   D. 淀粉酶的高低并不一定反映病情的严重程度
   E. 尿淀粉酶增高可持续 2～4 周
7. 鉴别水肿型和出血坏死型胰腺炎最有价值的是
   A. 上腹剧痛向左腰背部放射　B. 黄疸
   C. 发热　D. Cullen 征
   E. 呕吐
8. 男性，62 岁，急性重症胰腺炎患者，于保守治疗中，尿量逐渐减少，无尿 2 天，出现气促、全身水肿，血压 180/92mmHg，心率 120 次/分，听诊闻及两下肺布满细湿啰音，查血钾 6.9mmol/L，BUN 25.2mmol/L，肌酐 577μmol/L，目前应采取的最有效治疗手段是
   A. 袢利尿剂静脉注射　B. 静滴甘露醇利尿

C. 口服甘露醇或硫酸镁导泻　　D. 控制入液量，停止补钾
E. 及时血液透析

9. 男性，35岁，上腹痛2天，伴呕吐、腹胀，血淀粉酶750U/L（Somogyi），血压80/50mmHg，脉搏120次/分，最可能的诊断为
A. 急性肾衰竭　　B. 急性胰腺炎
C. 急性心肌梗死　　D. 急性胃炎
E. 急性肝炎

10. 男性，40岁，反复上腹疼痛5年余，平卧时加重，弯腰可减轻。查体：上腹部轻压痛，X线腹部摄片左上腹部钙化，可能的诊断为
A. 慢性胃炎　　B. 慢性胆囊炎
C. 慢性胰腺炎　　D. 慢性十二指肠球炎
E. 慢性肝炎

B型题

（11～14题共用题干）

男性，45岁，酗酒后8小时出现中上腹疼痛，放射至两侧腰部，伴恶心、呕吐。体检：腹部有压痛、肌紧张，两侧腰腹部出现蓝棕色斑，血压75/55mmHg，脉搏110次/分。

11. 最可能的诊断是
A. 急性胆囊炎　　B. 急性胃炎
C. 急性肠梗阻　　D. 急性胰腺炎
E. 急性胆管炎

12. 下列检查应首先选择
A. 血、尿常规　　B. 尿淀粉酶测定
C. 胸、腹部X线平片　　D. 血清淀粉酶测定
E. 腹部B超

13. 对诊断困难者应进一步采取
A. 剖腹探查　　B. ERCP检查
C. 抗感染治疗下严密观察　　D. 抗休克治疗
E. 腹腔穿刺

14. 在诊断尚未确立之前，不应采用的是
A. 禁食、胃肠减压　　B. 吗啡类止痛药
C. 胰酶抑制剂　　D. 体液补充
E. 营养支持

消化系统疾病综合习题

1. 关于肝硬化腹水形成的因素，不正确的是
A. 原发性醛固酮增多　　B. 门静脉压力增高
C. 低白蛋白血症　　D. 肝淋巴液生成过多
E. 抗利尿激素分泌过多

2. 男性，40岁。乙型肝炎病史10年，2年前拟诊肝硬化。1周来出现腹胀及巩膜黄染，

腹水检查为血性渗出液。为明确诊断，下列哪项检查最为重要

A. 尿胆红素及尿胆原检查　　B. 肝功能检查

C. 血 AFP 检查　　D. 肝 B 超检查

E. 肝活检

3. 诊断肝性脑病最有意义的体征是

A. 肌张力增高　　B. 腱反射亢进

C. 踝阵挛阳性　　D. 扑翼样震颤

E. 巴彬斯基（Babinski）征阳性

4. 下列哪一项不是肝硬化腹水治疗必须遵循的原则

A. 腹水患者必须限制钠、水的摄入　　B. 留钾利尿剂和排钠利尿剂并用

C. 服用呋塞米利尿时应补充氯化钾　　D. 腹水减退后，仍需限制钠的摄入

E. 快速利尿消退腹水可促使病情缓解

5. 女性，38 岁，肝硬化腹水患者。1 周来畏寒、发热，体温在 38℃左右，全腹痛，腹部明显膨隆，尿量 500ml/d。下列体征应特别注意

A. 蜘蛛痣及肝掌　　B. 腹壁静脉曲张

C. 脾大　　D. 腹部移动性浊音

E. 全腹压痛及反跳痛

6. 肝硬化患者有出血倾向，与下列哪项因素关系最小

A. 肝合成凝血因子减少　　B. 低白蛋白血症

C. 毛细血管脆性增加　　D. 脾功能亢进

E. 胃肠道黏膜炎症糜烂

7. 诊断肝性脑病最有意义的实验室检查是

A. 血糖　　B. 血氨

C. 血胆红素　　D. 血尿素氮

E. 血转氨酶

8. 诊断消化性溃疡并发幽门梗阻最有价值的临床表现是

A. 易呕吐　　B. 呕吐物量大

C. 呕吐物内无胆汁　　D. 呕吐物内含大量宿食

E. 呕吐后症状可暂时缓解

9. 胃溃疡的好发部位是

A. 胃窦大弯侧　　B. 幽门管

C. 胃体小弯　　D. 胃底部

E. 胃窦部小弯

10. 上消化道出血最常见的原因是

A. 消化性溃疡　　B. 急性糜烂性胃炎

C. 慢性胃炎　　D. 胃癌

E. 肝硬化引起的食管胃底静脉曲张破裂

11. 慢性浅表性胃炎的临床表现哪项是错误的

A. 可以引起恶性贫血　　B. 有时症状酷似消化性溃疡

C. 消化性溃疡的发生率增高　　D. 胃酸偏少

E. 易出现嗳气、反酸、腹胀等症状

12. 溃疡病活动期患者不宜服用

A. 布洛芬 B. 前列腺素制剂
C. 替硝唑 D. 硫糖铝
E. 胶体铋剂

13. 消化性溃疡最主要的症状是

A. 嗳气、反酸、恶心 B. 呕吐
C. 无规律性上腹痛 D. 节律性上腹痛
E. 无规律性下腹痛

14. 上消化道出血伴休克时首要的治疗是

A. 胃管注入止血药 B. 平卧位，下肢抬高
C. 积极补充血容量 D. 胃镜止血
E. 应用奥美拉唑

15. 最易发生幽门梗阻症状的溃疡是

A. 胃角溃疡 B. 胃窦溃疡
C. 球后溃疡 D. 胃多发性溃疡
E. 幽门管溃疡

16. 降低胃内酸度最有效的药物是

A. H_2 受体拮抗剂 B. 含铝抗酸剂
C. 抗胆碱能药物 D. 质子泵抑制剂
E. 胃泌素受体拮抗剂

17. 消化性溃疡最常见的并发症为

A. 穿孔 B. 出血
C. 幽门梗阻 D. 癌变
E. 瘘管形成

18. 消化性溃疡致瘢痕性幽门梗阻最典型的临床表现是

A. 呕吐 B. 腹胀
C. 消瘦 D. 贫血
E. 脱水

19. 男性，25 岁，反复上腹痛、反酸 4 年。胃镜检查示十二指肠球部溃疡，尿素酶试验阳性，治疗方案首选抑酸剂加

A. 一种有效抗生素 B. 两种有效抗生素
C. 胃黏膜保护剂 D. 促胃动力剂
E. 解痉剂

20. 男性，62 岁。患胃溃疡多年，近月来上腹痛发作频繁，无规律性，体重减轻，营养不良。胃 X 线钡餐透视见有龛影，该病人下一步首要的检查为

A. 大便潜血试验 B. 胃酸测定
C. 腹部 B 超检查 D. 胃镜和细胞学检查
E. ERCP

21. 女性，45 岁，因关节疼痛长期服用吲哚美辛，黑便 2 次，呕血 1 次，来院急诊，疑

诊为急性胃炎，除嘱停用该药物外，应首先采取何种措施

A. 阿托品缓解腹痛　　B. 止血补充血容量

C. 硫糖铝保护胃黏膜　　D. 抑酸剂降低胃内 pH

E. 急诊胃镜检查

22. 鉴别水肿型和出血坏死型急性胰腺炎，下列哪项表现意义不大

A. 血清淀粉酶增高　　B. 血钙降低

C. 血清正铁血红蛋白阳性　　D. 胁腹部及脐周皮肤出现紫色瘀斑

E. 发病后很快出现休克

23. 急性胰腺炎的一般治疗原则中，哪一项未被包括在内

A. 解痉止痛　　B. 抑制胰腺分泌

C. 水、电解质平衡与支持治疗　　D. 防治感染

E. 生长抑素类似物静脉滴注

24. 女性，45 岁，餐后 2 小时突然腹痛、恶心、呕吐，伴发热，次日出现黄疸，查血淀粉酶及胆红素明显增高，其发生黄疸的最可能原因是

A. 肿大的胰腺压迫胆管所致　　B. 肝细胞性黄疸

C. 胆结石并胰腺炎　　D. 胆总管下端狭窄

E. 胆囊炎所致

25. 女性，18 岁，低热、腹痛、腹泻伴腹胀 2 个月。查体：腹壁揉面感，腹部移动性浊音阳性。腹水为渗出液。为明确诊断，下列哪项检查最有价值

A. 血培养　　B. 结核菌素试验

C. 腹膜活检　　D. 腹水细菌培养

E. 红细胞沉降率

26. 对结核性腹膜炎最有诊断价值的检查是

A. PPD 试验　　B. 结肠镜检查

C. 红细胞沉降率　　D. 腹水常规

E. 腹腔镜检查＋腹膜活检

（27～30 共用题干）

男性，42 岁，呕吐、腹泻 2 天，意识模糊、烦躁不安半天急诊入院。查体：BP110/70mmHg，神志恍惚，巩膜中度黄染，颈部可见数枚蜘蛛痣，心肺未见异常，腹软，肝肋下未触及，脾肋下 3cm，双上肢散在出血点，Hb90g/L，WBC3.2×10^9/L，血糖 7.0mmol/L，尿糖（＋），尿酮（－）尿镜检（－）。

27. 确诊最有价值的辅助检查是

A. 血气分析　　B. 腹部 CT

C. 肾功能　　D. 肝功能

E. 血氨

28. 对此患者的治疗，下列各项中不正确的是

A. 禁食蛋白质　　B. 口服乳果糖

C. 静滴精氨酸　　D. 肥皂水灌肠

E. 补充支链氨基酸

29. 最可能的诊断是
A. 肝性脑病
B. 糖尿病酮症酸中毒
C. 高渗性非酮症糖尿病昏迷
D. 尿毒症
E. 脑血管病
30. 如果患者躁动不安，不宜选用
A. 东莨菪碱
B. 地西泮
C. 水合氯醛
D. 氯苯那敏
E. 异丙嗪

（31～34 题共用题干）
男性，45 岁，酗酒后 8 小时出现中上腹疼痛，放射至两侧腰部，伴恶心、呕吐。体检：腹部有压痛、肌紧张及两侧腰腹部出现蓝棕色斑，血压 75/55mmHg，脉搏 110 次/分。
31. 最可能的诊断是
A. 急性胆囊炎
B. 急性胃炎
C. 急性肠梗阻
D. 急性胰腺炎
E. 急性胆管炎
32. 下列检查应首先选择
A. 血、尿常规
B. 尿淀粉酶测定
C. 胸、腹部 X 线平片
D. 血清淀粉酶测定
E. 腹部 B 超
33. 对诊断困难者应进一步采取
A. 剖腹探查
B. ERCP 检查
C. 抗感染治疗下严密观察
D. 抗休克治疗
E. 腹腔穿刺
34. 在诊断尚未确立之前，不应采用的是
A. 禁食、胃肠减压
B. 吗啡类止痛药
C. 胰酶抑制剂
D. 体液补充
E. 营养支持

B 型题

（35～36 题共用备选答案）
A. 无明显规律性
B. 疼痛—排便—加重
C. 进食—疼痛—缓解
D. 疼痛—进食—缓解
E. 疼痛—排便—缓解
35. 胃溃疡腹痛的规律是
36. 肠易激综合征腹痛的规律是

（37～40 题共用备选答案）
A. 男性乳腺发育
B. 食管静脉曲张
C. 氨中毒
D. 凝血因子减少

E. 黄疸

37. 肝硬化时，门静脉高压可引起
38. 肝硬化时，肝的解毒功能下降表现为
39. 肝硬化时，肝对激素的灭活功能下降表现为
40. 肝硬化时，肝的合成功能下降表现为

（41～45 题共用备选答案）

A. 西米替丁
B. 阿托品
C. 前列腺素 E_2
D. 多潘立酮
E. 奥美拉唑

41. 抑制阳离子泵（H^+/K^+-ATP 酶）的活力的是
42. 促进胃排空，防止胆汁反流的是
43. 促进黏液分泌、胃黏膜细胞更新的是
44. 作用于壁细胞 H_2 受体，抑制胃酸和胃蛋白酶分泌的是
45. 抑制迷走神经，减少胃酸分泌，延缓胃排空的是

泌尿系统疾病学习情境

学习任务一　肾小球疾病

【考纲要求】

1. 肾小球疾病的发病机制、原发性肾小球疾病的临床病理分类。
2. 急性肾小球肾炎的病因、临床表现、诊断和鉴别诊断、治疗。
3. 急进性肾小球肾炎的概念、常见病因、诊断及鉴别诊断、治疗。

【考点纵览及知识点】

1. β溶血性链球菌感染是急性肾小球肾炎的病因，临床表现有潜伏期，可有咽部、扁桃体、皮肤感染史，以血尿为突出表现，有血尿、水肿，高血压、蛋白尿、管型尿等肾炎综合征。在治疗上以休息对症为主，抗炎为辅。

2. 急进性肾小球肾炎是一组表现为血尿、蛋白尿及进行性肾功能减退的临床综合征，是肾小球肾炎中最严重的类型，肾活检病理通常表现为新月体肾炎。

【习题训练】

A 型题

1. 关于原发性肾小球疾病的病理特点，错误的是
   A. 膜性肾病是光镜下主要为不伴细胞增生的弥漫性肾小球毛细血管基底膜增厚
   B. 微小病变病是光镜下无明显异常，电镜下可见上皮细胞肿胀、足突广泛融合
   C. 急进性肾炎主要是光镜下20%以上肾小球的肾小囊中有大新月体形成
   D. 急性链球菌感染后肾小球肾炎主要是弥漫增生性肾小球炎症（内皮与系膜细胞增生）
   E. 系膜增生性肾炎主要是系膜细胞及系膜基质不同程度的弥漫增生
2. 原发性肾小球疾病的病理分型不包括
   A. 轻微病变型肾小球肾炎　　B. 系膜增生性肾小球肾炎
   C. 膜性肾病　　D. 肾病综合征
   E. 硬化性肾小球肾炎
3. 原发性肾小球疾病的病理分型不包括
   A. 轻微肾小球病变　　B. 局灶性节段性病变
   C. 肾病综合征　　D. 膜性肾病
   E. 增生性肾炎
4. 急性肾炎最主要的治疗措施是
   A. 激素及免疫抑制剂
   B. 利尿剂消除水肿

C. 休息与控制病灶感染
D. 血肌酐、尿素氮（BUN）升高时予以透析
E. 不需要治疗，因为大部分可自愈

5. 急性肾小球肾炎的严重病例常发生在起病的
A. 1～2 周内
B. 3～4 周内
C. 5～6 周内
D. 7～8 周内
E. 9～10 周内

6. 链球菌感染后急性肾小球肾炎必有的临床表现是
A. 肉眼血尿
B. 镜下血尿
C. 水肿
D. 高血压
E. 肾功能异常

7. 关于急性肾炎的治疗，错误的是
A. 一般有自愈倾向，可不治疗
B. 需应用抗生素控制感染
C. 应常规应用糖皮质激素治疗
D. 有时需急诊透析治疗
E. 应低盐饮食

8. 急进性肾炎与急性肾炎的最主要鉴别点是
A. 蛋白尿及血尿的严重程度
B. 有无高血压及心脏并发症
C. 水肿的严重程度
D. 肾功能下降的速度及严重程度
E. 有无前驱链球菌感染的证据

9. 男性，20 岁，感冒后 7 天出现颜面及双下肢水肿，尿少。查体：血压 160/100mmHg，尿蛋白（++），尿红细胞（++），SCr 130μmol/L。2 周后少尿，BUN 28mmol/L，SCr 620μmol/L，下列哪种疾病的可能性大
A. 急性肾小球肾炎
B. 急进性肾小球肾炎
C. 慢性肾炎
D. 肾病综合征
E. 高血压肾病

10. 急进性肾小球肾炎Ⅰ型患者血浓度常升高的抗体是
A. 抗肾小球基底膜抗体
B. 抗核抗体
C. 抗双链 DNA 抗体
D. 抗中性粒细胞胞浆抗体
E. 抗平滑肌抗体

学习任务二　慢性肾小球肾炎

【考纲要求】

慢性肾小球肾炎的临床表现、诊断及鉴别诊断、治疗。

【考点纵览及知识点】

1. 慢性肾小球肾炎临床上以血尿、蛋白尿、高血压、水肿及不同程度的肾功能不全为临床特征。

2. 临床表现有蛋白尿、血尿、管型尿、水肿及高血压病史长达 1 年以上者，无论有无

肾功能损害，均应考虑此病。

3. 慢性肾小球肾炎应积极控制血压、限制食物中蛋白及磷的摄入、糖皮质激素和细胞毒药物及避免加重肾损害的因素等。

【习题训练】

A 型题

1. 引起慢性肾功能不全最常见的疾病是
   A. 慢性肾小球肾炎　　B. 慢性肾盂肾炎
   C. 糖尿病肾病　　D. 高血压肾动脉硬化
   E. 系统性红斑狼疮
2. 女性，47 岁，慢性肾炎病史多年，近 2 年经常出现双下肢水肿，一直服双嘧达莫及氢氯噻嗪。近 1 周感觉腰痛、乏力、双下肢无力。首先必须考虑的是
   A. 肾功能严重减退　　B. 低钾血症
   C. 肾盂肾炎　　D. 双嘧达莫中毒
   E. 氢氯噻嗪中毒
3. 慢性肾炎治疗的主要目的不包括
   A. 防止肾功能进行性恶化　　B. 延缓肾功能进行性恶化
   C. 改善或缓解临床症状　　D. 防治严重并发症
   E. 消除尿蛋白及尿红细胞
4. 慢性肾小球肾炎患者，当蛋白尿大于 1g/d 时，血压控制的理想水平是
   A. 120/80mmHg 以下　　B. 125/75mmHg 以下
   C. 130/80mmHg 以下　　D. 140/90mmHg 以下
   E. 135/85mmHg 以下

学习任务三　肾病综合征

【考纲要求】

1. 肾病综合征的诊断标准、继发性肾病综合征的常见原因及主要特点。
2. 糖皮质激素的应用、其他治疗、并发症的防治。

【考点纵览及知识点】

1. 肾病综合征的诊断标准：大量蛋白尿（蛋白尿＞3.5g/d）、低蛋白血症（白蛋白＜30g/L）、高度水肿、高脂血症。

2. 糖皮质激素是治疗本病的主药。并发症有感染、肾静脉血栓、急性肾衰竭等。

【习题训练】

A 型题

1. 下列哪项检查对诊断肾病综合征最重要
   A. 24 小时尿蛋白＞3.5g　　B. 血浆白蛋白＜30g/L

C. 双下肢凹陷性水肿　　D. 大量血尿
E. 血胆固醇及甘油三酯升高

2. 肾病综合征最常见的并发症为
A. 低钠、低钾、低钙血症　　B. 呼吸道感染
C. 高凝状态及血栓形成　　D. 低血容量性休克
E. 急性肾功能不全

3. 在我国成年人中，引起原发性肾病综合征最常见的病理类型是
A. 微小病变病　　B. 系膜增生性肾炎
C. 系膜毛细血管性肾炎　　D. 膜性肾病
E. 局灶性节段性肾小球硬化

4. 女性，36 岁，已诊断肾病综合征，近 2 日右下肢疼、凉，右足背动脉搏动触不清，趾指皮肤发绀，应首先考虑的并发症是
A. 下尿路感染　　B. 右下肢静脉血栓
C. 心源性休克　　D. 急性肾衰竭
E. 右下肢动脉栓塞

5. 肾病综合征最基本的表现是
A. 尿蛋白定量＞3.5g/24h　　B. 尿颗粒管型
C. 血浆白蛋白＜35g/L　　D. 高度水肿
E. 高脂血症

6. 男性，50 岁，因肾病综合征入院做肾活检，病理显示膜性肾病。治疗过程中突然出现双侧肾区疼痛，尿量减少，低热，蛋白尿显著增多伴肉眼血尿，下肢水肿加重，肾功能较前稍有减退。B 超示双肾大小较前有所增大。此时最可能的原因是
A. 伴发肾石症　　B. 原有膜性肾病加重
C. 伴发泌尿系肿瘤　　D. 肾静脉血栓形成
E. 泌尿系结核病

7. 男性，20 岁，原发性肾病综合征患者，首次治疗，每日用泼尼松 60mg，3 周后尿蛋白仍为（＋），此时应
A. 改用地塞米松　　B. 将泼尼松加量到 80mg/d
C. 改用环磷酰胺　　D. 用原量继续观察
E. 减少泼尼松量到 40mg/d，加用免疫抑制剂

B 型题

（8～10 题共用题干）

男性，38 岁，间歇性水肿 10 余年，伴恶心、呕吐 1 周。查血红蛋白 80g/L，血压 155/110mmHg，尿蛋白（＋＋），颗粒管型 2～3/HP，尿比重 1.010～1.012。

8. 可能的诊断是
A. 肝炎后肝硬化　　B. 原发性高血压
C. 慢性肾盂肾炎　　D. 慢性肾小球肾炎
E. 肾病综合征

9. 上例病人还应立即做的检查项目是
A. 24 小时尿蛋白定量　　B. 乙肝病毒全套

C. 肝功能检查　　D. 血肌酐、尿素氮
E. 血胆固醇

10. 为了解该患者的双侧肾脏是否已缩小，首选的检查是
A. 静脉肾盂造影　　B. ECT
C. CT　　D. 同位素肾图
E. B超

学习任务四　尿路感染

【考纲要求】

1. 急性肾盂肾炎的诊断、鉴别诊断和治疗。
2. 慢性肾盂肾炎的诊断标准和治疗。
3. 急性膀胱炎的临床表现和治疗。
4. 无症状细菌尿的临床表现和治疗。

【考点纵览及知识点】

1. 急性肾盂肾炎可有或无膀胱刺激征（尿频、尿急、尿痛），全身症状明显及明显的腰痛、肾区的压痛和叩痛。

2. 急性膀胱炎占尿路感染的60%，其致病菌多为大肠埃希菌。主要表现为泌尿系统的症状（膀胱刺激征）：尿频、尿急、尿痛。尿液变化：血尿、脓尿。全身症状不明显。

3. 慢性肾盂肾炎　多由急性肾盂肾炎发展而来，急性肾盂肾炎病程超过半年，且后期出现肾功能浓缩功能下降，表现有夜尿增多、尿比重低，可考虑本病。

4. 治疗　宜选用敏感的抗生素。

【习题训练】

A 型题

1. 下列有关肾盂肾炎的叙述，哪项是错误的
A. 由细菌感染引起　　B. 男性发病率稍高
C. 大肠埃希菌感染最为常见　　D. 可分为上行性感染和血源性感染
E. 表现为化脓性间质性肾炎

2. 下列哪项最符合急性肾盂肾炎的诊断
A. 发热、水肿、尿频、尿痛及尿沉渣检查白细胞增多
B. 高血压、水肿、尿频、尿痛及尿沉渣检查白细胞成堆
C. 发热、水肿、尿频、尿急、尿痛及白尿
D. 高热、尿频、尿急、尿痛、肾区叩痛及尿中白细胞增多
E. 发热、尿频、尿急、尿痛及蛋白尿

3. 关于急性肾盂肾炎的抗菌药物治疗，下列哪项正确
A. 接诊后立即给予抗生素治疗
B. 先作尿培养及细菌敏感试验，根据报告选用敏感抗生素

C. 留尿培养标本后，立即根据经验给予抗生素治疗

D. 根据血白细胞计数及分类立即给予抗生素治疗

E. 做血培养，待结果报告后选用抗生素

4. 女性，32 岁，发热、腰痛、尿频、尿急 1 个月，近 3 天全身关节酸痛、尿频、尿急加重。体检：体温 39.5℃，白细胞 13×10^9/L，中性粒细胞 86%，尿培养大肠埃希菌阳性，诊断为大肠埃希菌性尿路感染。应首选

A. 青霉素　　B. 红霉素

C. 灰黄霉素　　D. 头孢曲松

E. 林可霉素

5. 对鉴别上、下尿路感染最有意义的是

A. 中段尿细菌培养阳性　　B. 尿路刺激症状

C. 畏寒、发热、腰痛　　D. 肾小管浓缩功能正常

E. 尿中白细胞管型

6. 鉴别肾盂肾炎和下尿路感染最有意义的是

A. 尿频、尿急、尿痛　　B. 高热、腰痛

C. 尿细菌培养阳性　　D. 尿中白细胞管型

E. 血尿

7. 引起肾盂肾炎最常见的病原菌是

A. 葡萄球菌　　B. 粪肠球菌

C. 大肠埃希菌　　D. 变形杆菌

E. 白念珠菌

8. 女性，30 岁，腰痛、尿频、尿急、血压 160/100mmHg，尿蛋白（+），沉渣红细胞 8～10/HP，白细胞 15～20/HP。肾盂造影示右肾缩小，肾盏扩张，最可能的诊断是

A. 慢性肾炎　　B. 慢性肾盂肾炎

C. 多囊肾　　D. 肾结核

E. 肾盂积液

9. 诊断慢性肾盂肾炎的可靠依据是

A. 临床症状迁延不愈超过半年　　B. 反复发作超过半年

C. 中段尿细菌培养多次阳性　　D. 尿常规中有蛋白及红、白细胞

E. 静脉肾盂造影示肾盂、肾盏变形或双肾大小不一

10. 女性，57 岁，寒战、发热（最高体温 38.7℃）、全身不适、恶心、呕吐 2 天。体检：血压 145/85mmHg，肾区有叩击痛。尿常规：蛋白（++），白细胞满视野，红细胞 8～10/HP。中段尿细菌培养为阳性。查双肾 B 超、肾功能均无异常。5 年来有多次类似发作，近 2 年来夜尿明显增多。此患者最可能的诊断为慢性肾盂肾炎中的

A. 低热型　　B. 复发型

C. 血尿型　　D. 隐匿型

E. 高血压型

11. 慢性肾盂肾炎是

A. 肾小管和肾间质的慢性化脓性炎症　　B. 一种肾小球免疫复合物性肾炎

C. 一种以增生为主的炎症　　D. 一种以变质为主的炎症
E. 肾小球肾炎的一种特殊类型

12. 静脉肾盂造影有诊断价值的疾病是
A. 急性肾小球肾炎　　B. 急性肾盂肾炎
C. 慢性肾小球肾炎　　D. 慢性肾盂肾炎
E. 肾病综合征

B 型题

（13～14 题共用题干）

女性，32 岁，进行性膀胱刺激症状。经抗生素治疗不见好转，且伴有右侧腰部胀痛及午后潮热。

13. 尿液检查对诊断有决定性意义的是
A. 血尿　　B. 脓尿
C. 尿普通细菌培养　　D. 尿沉渣找结核杆菌
E. 尿细胞学检查

14. 为了解患者的肾功能及形态的病理改变，最有价值的检查是
A. B 超　　B. 静脉尿路造影
C. 逆行肾盂造影　　D. CT
E. MRI

C 型题

（15～16 题共用备选答案）

A. 敏感抗生素分组轮流使用　　B. 用药后症状消失即停药
C. 用药 72 小时无效应换药，疗程 2 周　　D. 用糖皮质激素
E. 应用消炎痛（吲哚美辛）

15. 急性肾盂肾炎的治疗应是

16. 慢性肾盂肾炎的治疗应是

学习任务五　肾功能不全

【考纲要求】

1. 急性肾衰竭的概念、急性肾小管坏死的病因、临床表现及鉴别诊断、治疗。

2. 慢性肾衰竭的概念、常见病因、临床分期、肾功能恶化诱因、临床表现、非透析治疗、透析指征。

【考点纵览及知识点】

1. 急性肾衰竭的概念。急性肾衰竭少尿期临床表现可出现全身多系统症状。急性肾衰竭少尿期常伴有高钾血症、酸中毒。急性肾衰竭多尿期血肌酐、尿素氮仍可升高，可伴有脱水等并发症。

2. 诊断急性肾衰竭后应鉴别其病因：肾前性、肾实质性或肾后性。病史和查体结果有助于病因诊断。掌握尿常规及尿液诊断指标检查（比重、尿渗透浓度/血渗透浓度、尿钠等）

结果的意义及对于病因判断的价值。

3. 对急性肾衰竭少尿期应注意针对基础病因治疗。熟悉急性肾衰竭少尿期的营养疗法。掌握高钾血症的处理方法。熟悉酸中毒、心力衰竭的治疗。少尿期时选择抗生素应注意细菌耐药、肾功能及透析的影响。掌握透析疗法的适应证。熟悉多尿期和恢复期的治疗。对易感人群应注意预防该病的出现。

4. 熟练掌握慢性肾衰竭肾功能的分期，其对指导临床治疗有重要意义。

5. 慢性肾衰竭是发生在各种慢性肾实质疾病后期的一种临床在综合征，以肾功能持久性减退、代谢产物潴留、水电解质紊乱并产生各系统症状为主要表现。各种慢性肾病的晚期都可导致慢性肾衰竭：其中以慢性肾小球肾炎最多见，其次为慢性肾盂肾炎、糖尿病肾病、高血压肾病、多囊肾、梗阻性肾病等。临床可分五期。治疗原则是治疗基础病和恶化因素，延缓肾衰的进展，治疗并发症。

【习题训练】

A 型题

1. 急性肾衰少尿或无尿期常见的致死原因是
   A. 高磷血症与低钙血症　　B. 低钠血症
   C. 低氯血症　　D. 高镁血症
   E. 高钾血症
2. 禁用于肾功能不全患者的抗菌药物是
   A. 青霉素 G　　B. 阿莫西林
   C. 头孢曲松　　D. 阿米卡星
   E. 阿奇霉素
3. 慢性肾功能不全，血钾高于 6.5mmol/L 时，最佳的治疗措施是
   A. 限制钾盐的摄入　　B. 口服降钾树脂
   C. 静推 10%葡萄糖酸钙　　D. 静注碳酸氢钠
   E. 血液透析或腹膜透析
4. 尿毒症病人高血压最主要的原因是
   A. 肾素增多　　B. 促红素减少
   C. 水钠潴留　　D. 血管加压素增多
   E. 交感神经兴奋
5. 终末期慢性肾衰竭的最主要死亡原因是
   A. 心脑血管并发症　　B. 严重感染
   C. 严重电解质紊乱　　D. 尿毒症脑病
   E. 消化道大出血
6. 尿毒症患者发生纤维性骨炎的主要原因是
   A. 尿钙排泄增多　　B. 继发性甲状旁腺功能亢进
   C. 尿磷排泄减少　　D. 营养不良和低蛋白血症
   E. 活性维生素 D 合成障碍
7. 我国引起慢性肾功能不全的病因最常见的是
   A. 慢性肾盂肾炎　　B. 肾结核

C. 肾结石　　D. 肾小动脉硬化
E. 慢性肾小球肾炎

8. 尿毒症患者血液系统的临床表现为
A. 低色素、小细胞性贫血　　B. 白细胞出现中性粒细胞增加
C. 血小板异常增多　　D. 贫血常为轻、中度
E. 促红细胞生成素增加

9. 慢性肾功能不全恶化的常见诱因，应除外的是
A. 感染、发热　　B. 外伤、失血
C. 呕吐伴腹泻　　D. 血尿酸或血钙过低
E. 心力衰竭

10. 男性，28 岁，查血压 160/95mmHg，Hb 85g/L，尿蛋白（+），颗粒管型 2～3/HP，BUN 10mmol/L，Cr 220μmol/L。对该患者不宜采取
A. 低蛋白饮食　　B. 高蛋白饮食
C. 低钠饮食　　D. 根据尿量多少适当限水
E. 低磷饮食

11. 早期慢性肾功能不全最主要的治疗目的是
A. 减少蛋白尿　　B. 减轻水肿
C. 降低血压　　D. 改善营养状况
E. 延缓肾功能减退

B 型题

（12～14 题共用题干）

女性，50 岁，因呕吐、腹泻、低热于门诊应用庆大霉素 32 万单位/天，共 5 天，近日来觉尿量有所减少 700～800ml/d，伴乏力、头晕，实验室检查尿蛋白（+），Hb 100g/L，血清钾 6.5mmol/L，BUN 33.5mmol/L。血肌酐 884μmol/L。

12. 该病例最可能的诊断是
A. 庆大霉素导致急性肾衰竭　　B. 庆大霉素过敏
C. 急性胃肠炎致肾损害　　D. 腹泻脱水致急性肾功能异常
E. 急性间质性肾炎

13. 最有助于诊断的进一步检查是
A. 肾脏 B 超　　B. 静脉肾盂造影
C. 同位素肾图　　D. 肾活检
E. 血气分析

14. 最应采取的治疗手段是
A. 口服离子交换树脂
B. 大剂量呋塞米静脉注射
C. 按 3～6g 葡萄糖：1U 胰岛素的比例静脉补液
D. 限制入水量，透析治疗
E. 口服甲醛氧化淀粉

（15～17 题共用题干）

男性，30 岁，头晕、乏力 2 年，血压 160/100mmHg，血红蛋白 80g/L，尿比重 1.014，尿蛋白（++），颗粒管型 0～2/HP，BUN 16.4mmol/L（46mg/dl），血肌酐 309.4μmol/L（3.5mg/dl）。眼底视网膜动脉细窄迂曲。

15. 可能性最大的诊断是

A. 高血压病三期
B. 肾性高血压
C. 慢性肾小球肾炎尿毒症晚期
D. 慢性肾小球肾炎氮质血症期
E. 慢性肾盂肾炎

16. 最佳治疗方案是

A. 血液透析
B. 腹膜透析
C. 应用降血压药物
D. 应用促红细胞生成素
E. 饮食和对症治疗等非透析综合治疗

17. 慢性肾炎引起高血压肾功能不全与高血压病引起肾功能不全的最重要的鉴别资料是

A. 血压增高程度
B. 肾功能损害程度
C. 眼底改变
D. 高血压与肾炎的发病史
E. 心功能改变

（18～20 题共用题干）

男性，35 岁，头痛、头晕 1 年，1 周来加重伴心悸、乏力、鼻出血及牙龈出血来诊。查体：血压 170/110mmHg，皮肤黏膜苍白，Hb 65g/L，PLT 148×10^{9}/L，尿蛋白（+++），尿红细胞 3～5/HP，BUN 38mmol/L，SCr 887μmol/L，CCr 10ml/min，肾脏 B 超左肾 8.9cm×4.6cm×4.1cm，右肾 8.7cm×4.4cm×4.1cm，双肾皮质变薄。

18. 该患者的诊断可能为

A. 急性肾衰竭
B. 慢性肾衰竭氮质血症期
C. 慢性肾衰竭尿毒症期
D. 轻度高血压脑病
E. 急进性肾小球肾炎

19. 该患者不应该出现的电解质和酸碱平衡失调是

A. 低钙血症
B. 高镁血症
C. 低钠血症
D. 低镁血症
E. 代谢性酸中毒

20. 该患者最佳的治疗措施是

A. 纠正贫血
B. 控制高血压
C. 积极止血
D. 胃肠透析
E. 血液净化

（21～23 共用题干）

男性，33 岁，15 年前曾发现蛋白尿，一直未检查和治疗。3 周前出现恶心、呕吐，查体：血压 190/ 120mmHg，轻度水肿，血肌酐 360μmol/L，B 超示双肾缩小。

21. 下列哪项检查不应进行

A. 血常规
B. 内生肌酐清除率

C. 血电解质
D. 静脉肾盂造影
E. 心电图检查

22. 下列哪项生化异常不应出现
A. 高血钾
B. 低血钙
C. 低血钠
D. 低血镁
E. 酸中毒

23. 该患者最可能的原发病是
A. 慢性肾小球肾炎
B. 慢性肾盂肾炎
C. 慢性间质性肾炎
D. 糖尿病肾病
E. 高血压肾病

泌尿系统疾病综合习题

A 型题

1. 区别血尿与血红蛋白尿的主要方法是
A. 观察血尿颜色
B. 做尿胆原测验
C. 做尿潜血试验
D. 做尿三杯试验
E. 做尿沉渣镜检

2. 关于蛋白尿的描述，下列哪项不正确
A. 多发性骨髓瘤所致的蛋白尿为溢出性
B. 狼疮性肾炎所致的蛋白尿为混合性
C. 糖尿病肾病的蛋白尿主要为小球性
D. 间质性肾炎的蛋白尿以小管性为主
E. 高蛋白饮食后出现的蛋白尿为生理性

3. 健康成人 24 小时尿中排出蛋白总量为
A. 0～150 mg
B. 151～200 mg
C. 201～250 mg
D. 251～300 mg
E. 301～350 mg

4. 急性肾炎最主要的治疗措施是
A. 激素及免疫抑制剂
B. 利尿剂消除水肿
C. 休息与控制病灶感染
D. 血肌酐、尿素氮（BUN）升高时予以透析
E. 不需要治疗，因为大部分可自愈

5. 急性肾小球肾炎的严重病例常发生在起病的
A. 1～2 周内
B. 3～4 周内
C. 5～6 周内
D. 7～8 周内
E. 9～10 周内

6. 链球菌感染后急性肾小球肾炎必有的临床表现是
A. 肉眼血尿
B. 镜下血尿
C. 水肿
D. 高血压
E. 肾功能异常

7. 关于急性肾炎的治疗，错误的是
   A. 一般有自愈倾向，可不治疗　　B. 需应用抗生素控制感染
   C. 应常规应用糖皮质激素治疗　　D. 有时需急诊透析治疗
   E. 应低盐饮食
8. 急进性肾小球肾炎Ⅰ型患者血浓度常升高的抗体是
   A. 抗肾小球基底膜抗体　　B. 抗核抗体
   C. 抗双链 DNA 抗体　　D. 抗中性粒细胞胞浆抗体
   E. 抗平滑肌抗体
9. 引起慢性肾功能不全的最常见疾病是
   A. 慢性肾小球肾炎　　B. 慢性肾盂肾炎
   C. 糖尿病肾病　　D. 高血压肾动脉硬化
   E. 系统性红斑狼疮
10. 女性，47 岁，慢性肾炎病史多年，近 2 年经常出现双下肢水肿，一直口服双嘧达莫及氢氯噻嗪。近 1 周感觉腰痛、乏力、双下肢无力。首先必须考虑的是
   A. 肾功能严重减退　　B. 低钾血症
   C. 肾盂肾炎　　D. 双嘧达莫中毒
   E. 氢氯噻嗪中毒
11. 慢性肾炎治疗的主要目的不包括
   A. 防止肾功能进行性恶化　　B. 延缓肾功能进行性恶化
   C. 改善或缓解临床症状　　D. 防治严重并发症
   E. 消除尿蛋白及尿红细胞
12. 对于慢性肾小球肾炎患者，当蛋白尿大于 1g/d 时，血压控制的理想水平是
   A. 120/80mmHg 以下　　B. 125/75mmHg 以下
   C. 130/80mmHg 以下　　D. 140/90mmHg 以下
   E. 135/85mmHg 以下
13. 下列哪项检查对诊断肾病综合征最重要
   A. 24 小时尿蛋白＞3.5g　　B. 血浆白蛋白＜30g/L
   C. 双下肢凹陷性水肿　　D. 大量血尿
   E. 血胆固醇及甘油三酯升高
14. 肾病综合征最常见的并发症为
   A. 低钠、低钾、低钙血症　　B. 呼吸道感染
   C. 高凝状态及血栓形成　　D. 低血容量性休克
   E. 急性肾功能不全
15. 下列有关肾盂肾炎的叙述，哪项是错误的
   A. 由细菌感染引起　　B. 男性发病率稍高
   C. 大肠埃希菌感染最为常见　　D. 可分为上行性感染和血源性感染
   E. 表现为化脓性间质性肾炎
16. 下列哪项最符合急性肾盂肾炎的诊断
   A. 发热、水肿、尿频、尿痛及尿沉渣白细胞增多
   B. 高血压、水肿、尿频、尿痛及尿沉渣检查白细胞成堆

C. 发热、水肿、尿频、尿急、尿痛及蛋白尿
D. 高热、尿频、尿急、尿痛、肾区叩痛及尿中白细胞增多
E. 发热、尿频、尿急、尿痛及蛋白尿

17. 关于急性肾盂肾炎的抗菌药物治疗，下列哪项正确
A. 接诊后立即给予抗生素治疗
B. 先做尿培养及细菌敏感试验，根据报告选用敏感抗生素
C. 留尿培养标本后，立即根据经验给予抗生素治疗
D. 根据血白细胞计数及分类立即给予抗生素治疗
E. 做血培养，待结果报告后选用抗生素

18. 患者血压 160/100mmHg，尿蛋白（+），沉渣红细胞 8～10/HP，白细胞 15～20/HP。肾盂造影示右肾缩小、肾盏扩张，最可能的诊断是
A. 慢性肾炎　　B. 慢性肾盂肾炎
C. 多囊肾　　D. 肾结核
E. 肾盂积液

19. 诊断慢性肾盂肾炎的可靠依据是
A. 临床症状迁延不愈超过半年　　B. 反复发作超过半年
C. 中段尿细菌培养多次阳性　　D. 尿常规中有蛋白及红、白细胞
E. 静脉肾盂造影示肾盂、肾盏变形或双肾大小不一

B 型题

（20～22 题共用题干）

男性，38 岁，间歇性水肿 10 余年，伴恶心、呕吐 1 周。查血红蛋白 80g/L，血压 155/110mmHg，尿蛋白（++），颗粒管型 2～3/HP，尿比重 1.010～1.012。

20. 可能的诊断是
A. 肝炎后肝硬化　　B. 原发性高血压
C. 慢性肾盂肾炎　　D. 慢性肾小球肾炎
E. 肾病综合征

21. 上例病人还应立即做的检查项目是
A. 24 小时尿蛋白定量　　B. 乙肝病毒全套
C. 肝功能　　D. 血肌酐、尿素氮
E. 血胆固醇

22. 为了解该患者双侧肾是否已缩小，应首选的检查是
A. 静脉肾盂造影　　B. ECT
C. CT　　D. 同位素肾图
E. B 超

（23～25 共用题干）

男性，33 岁，15 年前曾发现蛋白尿，一直未检查和治疗。3 周前出现恶心、呕吐。查体：血压 190/ 120mmHg，轻度水肿，血肌酐 360μmol/L，B 超示双肾缩小。

23. 下列哪项检查**不应**进行
A. 血常规　　B. 内生肌酐清除率

C. 血电解质
D. 静脉肾盂造影
E. 心电图检查

24. 下列哪项生化异常**不应**出现
A. 高血钾
B. 低血钙
C. 低血钠
D. 低血镁
E. 酸中毒

25. 该患者最有可能的原发病是
A. 慢性肾小球肾炎
B. 慢性肾盂肾炎
C. 慢性间质性肾炎
D. 糖尿病肾病
E. 高血压肾病

（26～27 题共用备选答案）
A. 敏感抗生素分组轮流使用
B. 用药后症状消失即停药
C. 用药 72 小时无效应换药，疗程 2 周
D. 用糖皮质激素
E. 应用吲哚美辛

26. 急性肾盂肾炎的治疗应是
27. 慢性肾盂肾炎的治疗应是

血液系统疾病学习情境

学习任务一　白血病

【考纲要求】

1. 急性白血病的FAB分型和MICM分型、临床表现、血象和骨髓象特征、细胞化学染色特征和免疫学检查、染色体及分子生物学在分型中的意义、诊断与鉴别诊断、治疗。

2. 慢性粒细胞白血病（慢粒）典型病例的临床表现和分期、实验室检查、诊断与鉴别诊断、治疗。

3. 骨髓增生异常综合征（MDS）的定义、FAB分型和WHO分型及临床表现、实验室检查、诊断及鉴别诊断、治疗。

【考点纵览】

1. 急性白血病的FAB分型将其分为急性淋巴细胞白血病（急淋）、急性非淋巴细胞白血病（急非淋）两大类。急性白血病临床表现为贫血、发热、出血、白血病细胞浸润。

2. 急性白血病临床表现：红系减少表现为贫血、粒系的减少易并发感染、发热；巨核系的减少，血小板减少易并发出血。白血病细胞浸润的表现：肝、脾、淋巴结肿大，胸骨压痛为重要体征。

3. 掌握急性白血病的血象、骨髓象特点，细胞化学染色在分型中的意义。

4. 联合化疗的目的是尽快达到完全缓解。

5. 骨髓移植的适应证：成人急淋、高危型儿童急淋、急非淋（M_3除外）、在第一次完全缓解期内、年龄<50岁。可选择异基因骨髓移植或自体干细胞移植。

6. 慢性粒细胞白血病慢性期的临床特点。Ph染色体及分子生物学标记在慢粒的诊断、鉴别诊断及微小病变的监测方面有重要意义。

7. 慢性粒细胞白血病的病程分为三期：慢性期、加速期和急变期。注意慢性粒细胞白血病和类白血病反应的鉴别要点。

8. 异基因骨髓移植是目前最有希望根治慢粒的手段。

9. 骨髓增生异常综合征分为五个类型：难治性贫血、环形铁粒幼细胞性贫血、难治性贫血伴原始细胞增多、难治性贫血伴原始细胞增多-转变型及慢性粒-单核细胞性白血病。骨髓增生异常综合征的分型特点。

【习题训练】

A型题

1. 女性，36岁，发热、面色苍白伴牙龈出血1周入院。入院次日起出现皮肤多处片状瘀斑、血尿。血红蛋白80g/L，白细胞2.0×10^9/L，血小板50×10^9/L，血浆纤维蛋白原0.8g/L。骨髓检查：有核细胞增生极度活跃，胞浆颗粒粗大的早幼粒细胞占

85%。患者出血的首要原因是

A. 异常早幼粒细胞浸润血管壁　　B. 血小板减少

C. 血小板减少伴功能异常　　D. 凝血因子Ⅱ、Ⅶ、Ⅸ、Ⅹ缺乏

E. DIC

2. 中性粒细胞碱性磷酸酶活性明显增高见于

A. 慢性粒细胞白血病　　B. 类白血病反应

C. 急性粒细胞白血病　　D. 急性淋巴细胞白血病

E. 淋巴瘤

3. 关于急性白血病骨髓移植治疗，哪项是错误的

A. 应采用 HLA 匹配的同胞异基因骨髓　　B. 应在第一次化疗缓解后进行

C. 应及早进行，与年龄、性别无关　　D. 可选择自体干细胞移植

E. 异基因骨髓移植可能治愈急性白血病

4. Auer 小体不见于

A. M_1 型白血病　　B. M_2 型白血病

C. M_3 型白血病　　D. 急性淋巴细胞白血病

E. 急性单核细胞白血病

5. 女性，30 岁，发热伴牙龈出血 3 周。查体：贫血貌，脾肋下 3cm，胸骨压痛（+），血红蛋白 70g/L，白细胞 $14.0\times10^9/L$，血小板 $35\times10^9/L$，骨髓增生明显活跃，原始细胞占 0.62，为进一步诊断，应首选哪项检查

A. 染色体核型分析　　B. 细胞化学染色

C. 血清铁测定　　D. 血细菌培养

E. 抗血小板抗体检测

6. 骨髓细胞内出现 Auer 小体常见于

A. 急性淋巴细胞白血病　　B. 急性粒细胞白血病

C. 慢性粒细胞白血病　　D. 溶血性贫血

E. 系统性红斑狼疮

7. 急性白血病引起贫血最重要的原因是

A. 出血　　B. 红系增殖受白血病细胞干扰

C. 无效红细胞形成　　D. 造血原料缺乏

E. 红细胞寿命缩短

8. 男性，40 岁，发热伴鼻出血 1 周。检查牙龈肿胀，肝、脾轻度大；血红蛋白 40g/L，WBC$6.0\times10^9/L$，血小板 $15\times10^9/L$，骨髓象原始细胞占 60%，过氧化酶染色阳性，非特异性酯酶阳性，阳性反应可被氟化钠抑制，应诊断为

A. 急性粒细胞白血病　　B. 急性早幼粒细胞白血病

C. 急性淋巴细胞白血病　　D. 急性红白血病

E. 急性单核细胞白血病

9. 在再生障碍性贫血的治疗中，下列属于促进造血的药物是

A. 环孢素 A　　B. 司坦唑醇（康力龙）

C. 羟基脲　　D. 环磷酰胺

E. 骨髓移植

10. 易侵犯中枢神经系统的白血病是
A. 急性粒细胞白血病
B. 急性单核细胞白血病
C. 急性早幼粒细胞白血病
D. 急性淋巴细胞白血病
E. 慢性粒细胞白血病

11. 急性白血病诊断的主要依据是
A. 发热、贫血、出血
B. 白细胞计数$>50\times10^9/L$
C. 骨髓增生极度活跃
D. 胸骨压痛
E. 骨髓中原始细胞明显增高

12. 治疗脑膜白血病的首选药物是
A. 长春新碱
B. 环磷酰胺
C. 三尖杉酯碱
D. 6-巯基嘌呤
E. 甲氨蝶呤

13. 男性，28岁，因左上腹肿块进行性肿大就诊。体检：肝肋下2cm。脾肋下4cm。血红蛋白140g/L，白细胞$120\times10^9/L$，血小板$200\times10^9/L$。本病例最可能的诊断为
A. 肝硬化脾功能亢进
B. 急性粒细胞白血病
C. 慢性粒细胞白血病
D. 类白血病反应
E. 骨髓纤维化

14. 慢性粒细胞白血病与类白血病反应最主要的区别是
A. 外周血白细胞计数高
B. 外周血可见中幼粒、晚幼粒细胞
C. 脾大
D. Ph染色体阳性
E. 骨髓检查示粒细胞增生活跃

15. 使慢性粒细胞白血病达到血液学缓解的首选药物是
A. 白消安
B. 羟基脲
C. 靛玉红
D. α干扰素
E. 环磷酰胺

16. 脾大最显著的疾病是
A. 急性粒细胞白血病
B. 急性淋巴细胞白血病
C. 急性单核细胞白血病
D. 慢性粒细胞白血病
E. 慢性淋巴细胞白血病

17. 男性，30岁，全身乏力，低热、伴左上腹肿块半年。肝肋下2cm，脾肋下7cm，化验：血红蛋白80g/L，白细胞$140\times10^9/L$，血小板$100\times10^9/L$，骨髓象原始粒细胞0.02，Ph染色体阳性。正确的治疗为
A. 大剂量抗生素抗感染
B. 脾切除
C. HOAP方案化疗
D. 羟基脲口服
E. VAP方案化疗

18. 治疗慢性粒细胞性白血病，首选
A. 甘露醇
B. 长春新碱
C. 靛玉红
D. 环磷酰胺
E. 羟基脲

19. 男性，38岁，1个月来乏力，食欲差，左上腹胀痛。查体：肝肋下3cm，脾肋下

10cm，血红蛋白 70g/L，白细胞 260×10^9/L，血小板 210×10^9/L，白细胞分类：中幼粒及晚幼粒细胞为主，中性粒细胞碱性磷酸酶活性减低，首选治疗为

A. 羟基脲　　B. 三代头孢

C. 脾切除　　D. DA 方案

E. 保肝治疗

B 型题

（20～22 共用题干）

男性，36 岁，5 天前发热、咽疼，应用抗生素治疗无效，颈部浅表淋巴结肿大，咽部充血。扁桃体 Ⅱ 度肿大，下肢少许瘀斑。白细胞 16.6×10^9/L，原始细胞 60%，血红蛋白 80g/L，血小板 34×10^9/L。

20. 最可能的诊断是

A. 特发性血小板减少性紫癜　　B. 缺铁性贫血

C. 再生障碍性贫血　　D. 溶血性贫血

E. 急性白血病

21. 体检中应特别注意的体征是

A. 睑结膜苍白　　B. 胸骨压痛

C. 浅表淋巴结肿大　　D. 皮肤出血点

E. 心脏杂音

22. 为明确诊断应做的检查是

A. 血小板抗体　　B. 血清铁蛋白

C. 骨髓扫描　　D. 淋巴结活检

E. 骨髓涂片细胞学检查

（23～25 题共用题干）

男性，20 岁，发热 2 周，体温 38～39℃，检查皮肤散在紫癜。颈部及腋下可触及 0.5cm×1.5cm 大小淋巴结 5～6 个，脾肋下 3cm，血红蛋白 85g/L，白细胞 10×10^9/L，血小板 25×10^9/L。

23. 对诊断帮助最大的检查

A. 血细菌培养　　B. 白细胞分类

C. 胸部 X 线片　　D. 骨髓象检查

E. 血小板抗体测定

24. 此患者在治疗 3 周后，出现高热，头痛、呕吐、Kernig 征（+），应采取的治疗方案是

A. 应用广谱抗生素　　B. 链霉素、异烟肼、利福平联合治疗

C. 化疗+鞘内注射 MTX　　D. 肾上腺糖皮质激素+先锋霉素

E. 输血小板

25. 此病人在发热、头痛、呕吐后第 2 天做脑脊液检查，最可能的发现为

A. 脑脊液中性粒细胞增高　　B. 细菌培养阳性

C. 脑脊液发现结核分枝杆菌　　D. 脑脊液蛋白量显著增高、糖定量减低

E. 脑脊液白血病细胞增多

（26～27 题共用题干）

男性，26 岁，5 天来鼻及牙龈出血，皮肤瘀斑。血红蛋白 55g/L，白细胞 10.0×10^9/L，血小板 16×10^9/L。骨髓增生活跃，幼稚细胞占 80%，胞浆有大小不等颗粒及成堆棒状小体，过氧化酶染色强阳性。

26. 诊断考虑
  A. 急性早幼粒细胞白血病
  B. 急性淋巴细胞白血病
  C. 急性粒细胞白血病
  D. 慢性粒细胞白血病急变
  E. 急性单核细胞白血病

27. 本患者容易出现
  A. 巨脾
  B. DIC
  C. 严重感染
  D. 中枢神经系统受侵犯
  E. 齿龈肿胀

C 型题

（28～29 题共用备选答案）
  A. 甲氨蝶呤
  B. 阿霉素
  C. DA 方案
  D. 环磷酰胺
  E. VP 方案

28. 急性粒细胞白血病首选
29. 急性淋巴细胞白血病首选

（30～31 题共用备选答案）
  A. 骨髓细胞内可见 Auer 小体
  B. 中性粒细胞碱性磷酸酶积分增高
  C. Ph 染色体阳性
  D. 糖原染色阳性
  E. 非特异性酯酶阳性，阳性可被氟化钠抑制

30. 慢性粒细胞性白血病
31. 类白血病样反应

学习任务二　过敏性紫癜及特发性血小板减少性紫癜

【考纲要求】

1. 出血性疾病的正常止血、凝血、抗凝和纤维蛋白溶血机制，发病机制的分类，诊断，常用止血凝血障碍检查的临床意义。

2. 过敏性紫癜的常见原因、发病机制、临床表现和实验室检查、诊断与鉴别诊断、治疗。

3. 特发性血小板减少性紫癜（ITP）的病因和发病机制、临床表现和实验室检查，急性型和慢性型的鉴别、诊断及鉴别诊断、治疗。

4. 弥散性血管内凝血（DIC）的病因、发病机制、临床表现、实验室检查、诊断与鉴别诊断、治疗。

【考点纵览】

1. 因止血机制异常而引起，以自发性出血和血管损伤后出血不止为特征的疾病称为出血性疾病。血小板异常是最常见的出血病因。

2. 出血性疾病的诊断应遵循据病史、体检→提出简单的筛查实验→对出血病因初步归类→选择特殊实验确诊的步骤。熟悉出血性疾病的鉴别诊断。出血性疾病实验室检查的临床意义。

3. 掌握过敏性紫癜的常见病因和临床分型。过敏性紫癜腹型须注意与外科急腹症鉴别。消除致病因素是最根本的治疗。

4. 特发性血小板减少性紫癜发病与免疫因素密切相关。急性型和慢性型的鉴别。掌握糖皮质激素治疗特发性血小板减少性紫癜的作用机制和脾切除的适应证。

5. 弥散性血管内凝血（DIC）的定义。DIC 的病因为感染、恶性肿瘤、病理产科、手术及创伤等。DIC 的临床表现为出血、休克、栓塞、溶血。DIC 的诊断标准。肝素治疗的适应证和禁忌证。肝素过量可用鱼精蛋白中和。

【习题训练】

A 型题

1. 凝血酶原时间（PT）正常的凝血障碍见于
   A. 维生素 K 缺乏　　B. 慢性肝病肝功能失代偿
   C. 血友病　　D. 口服双香豆素
   E. 先天性 V 因子缺乏
2. 男性，18 岁，自幼有出血倾向。出血时间延长，凝血时间正常，血小板 150×10^9/L，血小板黏附率降低，部分凝血活酶时间延长，凝血酶原时间正常。父亲也有类似病史，考虑的诊断是
   A. 血友病　　B. 血管性血友病
   C. 过敏性紫癜　　D. 维生素 K 缺乏
   E. 遗传性出血性毛细血管扩张症
3. 紫癜与充血性皮疹的主要区别是
   A. 颜色的不同　　B. 形态不同
   C. 按压后是否褪色或消失　　D. 是否高起皮肤表面
   E. 是否有皮肤脱屑
4. 14 岁男孩，因腹痛来院就诊。查体：双下肢出现对称性成片状小出血点，尿常规发现尿红细胞（+++），该患者最可能的诊断是
   A. 肾血管畸形　　B. 过敏性紫癜肾炎
   C. 肾绞痛　　D. 急性肾盂肾炎
   E. 肾下垂
5. 关于特发性血小板减少性紫癜（ITP）的概念，哪一种描述是错误的
   A. 急性型 ITP 与感染因素有关　　B. 血小板寿命缩短
   C. 骨髓巨核细胞总数减少　　D. 临床上是较常见的一种出血性疾病
   E. 急性型 ITP 多见于儿童

6. 慢性特发性血小板减少性紫癜合并贫血最适宜的检查是
   A. 血清铁蛋白测定
   B. 血清叶酸测定
   C. 血红蛋白电泳
   D. 酸溶血试验
   E. 红细胞渗透脆性试验
7. 治疗弥散性血管内凝血时，监测肝素用量的试验是
   A. 血小板计数
   B. 3P 试验
   C. 出血时间
   D. APTT（激活的部分凝血活酶时间）
   E. 纤维蛋白原定量
8. 急性 DIC 高凝期患者的治疗原则除消除病因、治疗原发病外，应首先考虑
   A. 补充水与电解质
   B. 应用抗血小板药物
   C. 积极抗纤溶治疗
   D. 及早应用肝素
   E. 输注全血或血浆

血液系统疾病综合习题

A 型题

1. 贫血伴黄疸最可能的诊断是
   A. 缺铁性贫血
   B. 急性失血性贫血
   C. 溶血性贫血
   D. 再生障碍性贫血
   E. 营养不良性贫血
2. 治疗慢性再生障碍性贫血的首选药物是
   A. 肾上腺糖皮质激素
   B. 抗胸腺细胞球蛋白
   C. 碳酸锂
   D. 硝酸士的宁
   E. 雄激素
3. 根据病因和发病机制，贫血的分类下列哪项正确
   A. 红细胞生成减少和造血功能障碍两大类
   B. 红细胞生成减少和红细胞破坏过多两大类
   C. 红细胞生成减少、红细胞破坏过多和失血三大类
   D. 造血原料不足、骨髓造血功能障碍和破坏过多三大类
   E. 红细胞生成减少、失血、溶血三大类
4. 某孕妇，26 岁。妊娠 7 个月，贫血、头晕、无力、纳差，Hb 45g/L，RBC 2.5×10^{12}/L，血常规提示为小细胞低色素性贫血。其贫血是
   A. 再生障碍性贫血
   B. 稀释性贫血
   C. 缺铁性贫血
   D. 维生素 B_{12} 缺乏
   E. 自身免疫性溶血性贫血
5. 较少合并缺铁性贫血的是
   A. 月经量过多
   B. 妊娠
   C. 胃切除术后
   D. 急性病毒性肝炎
   E. 萎缩性胃炎
6. 再生障碍性贫血的主要诊断依据是

A. 全血细胞减少　　B. 网织红细胞减少
C. 骨髓检查　　D. 一般抗贫血治疗无效
E. 无肝、脾、淋巴结肿大

7. 贫血的治疗原则首先是
A. 去除或纠正病因　　B. 使用抗贫血药物
C. 刺激骨髓造血　　D. 使用肾上腺皮质激素
E. 补充造血原料

8. 目前干细胞缺陷引起再障的最佳治疗方法是
A. 碳酸锂注射　　B. 造血干细胞移植
C. 输血　　D. 中医补肾疗法
E. 雄激素

9. 女性，16 岁。近 3 天双下肢伸侧出现紫癜，分批出现两侧对称、颜色鲜红，伴腹痛及关节痛，血小板 160×10^9/L，WBC10×10^9/L，Hb100g/L，凝血时间正常，应首先考虑
A. 过敏性紫癜　　B. 特发性血小板减少性紫癜
C. 急性白血病　　D. 再生障碍性贫血
E. 血友病

10. 区别急性与慢性白血病的主要依据是
A. 病程长短　　B. 血白细胞增加的程度
C. 有无肝、脾、淋巴结肿大　　D. 血涂片中原始细胞的比例
E. 骨髓幼稚细胞的成熟程度

11. 女性，16 岁。发热、皮肤紫癜 5 天，伴腹痛、便血、关节肿痛。查体：四肢及臂部皮肤呈对称分布红色斑丘疹，血压 110/70mmHg，尿红细胞（++），蛋白（++），可见管型，血小板计数及出凝血时间均正常，首先考虑
A. 急性肾小球肾炎　　B. 过敏性紫癜
C. 风湿热　　D. 血友病
E. 系统性红斑狼疮

12. 慢粒患者，采用白消安加别嘌呤醇治疗，用别嘌呤醇的目的是
A. 增加白消安的疗效　　B. 缩小脾
C. 减低白消安的副作用　　D. 延长生存期
E. 降低血液中尿酸浓度，防止高尿酸血症

13. 白血病患者，12 岁，近日左眼眶出现 2cm×2cm 大小无痛性肿块。最可能是下列哪型白血病
A. 慢性粒细胞白血病　　B. 慢性淋巴细胞白血病
C. 急性粒细胞白血病　　D. 急性淋巴细胞白血病
E. 急性单核细胞白血病

14. 慢粒最突出的体征为
A. 贫血貌　　B. 浅表淋巴结肿大
C. 皮肤瘀斑　　D. 脾大
E. 绿色瘤

15. 特发性血小板减少性紫癜治疗首选
A. 长春新碱静脉滴注
B. 脾切除
C. 输浓缩血小板
D. 肾上腺糖皮质激素
E. 静脉滴注大剂量丙种球蛋白

16. 对判断慢性粒细胞白血病预后最有价值的是
A. 血小板计数
B. WBC 计数
C. Ph 染色体测定
D. 中性粒细胞碱性磷酸酶积分
E. 外周血幼粒细胞计数

17. 确诊白血病的主要依据是
A. 贫血、出血、感染
B. 肝、脾、淋巴结肿大
C. 胸骨压痛
D. 血象检查
E. 骨髓象检查

18. 男性，65 岁，无自觉症状，右颈后可扪及多个肿大淋巴结，肝在肋下 1cm 触及，脾在肋下 2cm 触及。查：WBC 25×10^9/L，N 10%，L 90%，无贫血及血小板减少，骨髓增生活跃，成熟小淋巴细胞占 75%，红系增生低下。下列哪项治疗正确
A. 泼尼松
B. 苯丁酸氮芥
C. 脾区＋浅表淋巴结照射
D. 暂不治疗，继续观察
E. 白消安治疗

C 型题

（19～20 题共用备选答案）
A. 缺铁性贫血
B. 慢性失血性贫血
C. 巨幼细胞性贫血
D. 海洋性贫血
E. 再生障碍性贫血

19. 叶酸缺乏可导致
20. 造血干细胞异常可导致

内分泌及代谢疾病学习情境

【考纲要求】

1. 内分泌的概念，内分泌器官的生理功能。

2. 内分泌及代谢疾病的常见症状和体征，内分泌疾病的功能状态、病因、功能和定位诊断，内分泌及代谢疾病的治疗。

【考点纵览及知识点】

1. 内分泌的概念。内分泌系统的概念。内分泌器官的功能：①下丘脑；②垂体。肾上腺和性腺的功能。内分泌组织：①胰岛；②肾；③胃肠道内分泌细胞；④前列腺素。

2. 内分泌代谢性疾病的功能状态：①功能减退；②功能亢进。

3. 完整的内分泌疾病诊断包括：①功能诊断；②病理诊断；③病因诊断。

4. 动态功能试验：①兴奋试验；②抑制试验：定位诊断方法。

5. 内分泌代谢疾病的治疗原则：①病因治疗；②免疫治疗；③对症治疗。

【习题训练】

A 型题

1. 内分泌功能减退性疾病目前较普遍使用的替代治疗方法是给予

A. 生理剂量的靶腺激素　　B. 药理剂量的靶腺激素

C. 药理剂量的促垂体激素　　D. 药理剂量的垂体激素

E. 调节神经递质或受体的药物

2. 神经垂体储存的激素是

A. 促甲状腺激素　　B. 抗利尿激素

C. 生长激素　　D. 促肾上腺皮质激素

E. 促性腺激素

3. 甲状腺滤泡旁细胞（又称 C 细胞）分泌的降钙素的作用是

A. 促进细胞内的氧化作用　　B. 维持糖、蛋白、脂肪正常的代谢

C. 促进机体的正常生长发育　　D. 保持机体各系统、器官的生理功能

E. 抑制骨骼的吸收

4. 高泌乳素血症的药物治疗首选

A. 赛庚啶　　B. 嗅隐亭

C. 奥曲肽　　D. 酮康唑

E. 黄体酮

B 型题

（5～8 题共用备选答案）

A. 内分泌功能亢进　　B. 内分泌功能减退

C. 内分泌功能正常　　D. 激素受体不敏感

E. 下丘脑-垂体-靶腺轴的反馈抑制所致功能减退

5. 甲状腺功能亢进症为

6. 地方性甲状腺肿为

7. Cushing 综合征伴双侧肾上腺皮质萎缩是

8. 1 型糖尿病是

学习任务一　甲状腺功能亢进症

【考纲要求】

1. 甲状腺功能亢进症（甲亢）的病因、临床表现、诊断和鉴别诊断、治疗方法及适应证，甲亢性心脏病、甲亢合并周期性瘫痪、甲状腺危象。

2. 甲状腺功能减退的病因、临床表现、诊断、治疗。

【考点纵览及知识点】

1. 甲亢的病因与分类。

2. 甲亢的临床表现：①高代谢症候群；②精神、神经系统；③心血管系统；④消化系统；⑤肌肉骨骼系统；⑥生殖系统；⑦内分泌系统；⑧造血系统。

甲亢的体征：①血管杂音；②震颤；③眼征。

3. 诊断与鉴别诊断。甲亢的治疗方法及适应证。

4. 常用的抗甲状腺药物、抗甲状腺药物的适应证。抗甲状腺药物的主要毒性反应为白细胞减少、粒细胞缺乏及皮疹。浸润性突眼的治疗方法。核素^{131}I 治疗。甲亢性心脏病表现。周期性瘫痪。甲状腺危象的诊治。

5. 甲状腺功能减退的重要知识点　病因有四种。临床表现：成年型甲减的临床表现，呆小病、幼年型甲减的临床表现。诊断依据。治疗原则：①对症；②激素替代。黏液水肿性昏迷的治疗。

【习题训练】

A 型题

1. 14 岁初中二年级女学生，患 Graves 病，治疗宜选用

A. 抗甲状腺药物　　B. 立即手术治疗

C. ^{131}I 治疗　　D. 镇静剂

E. 鼓励多食海带

2. 丙硫氧嘧啶治疗甲亢的过程中，需停药处理的是

A. 规范用药已 6 个月，甲亢仍未控制　　B. T_3、T_4 恢复正常

C. 甲状腺较治疗前明显增大　　D. 突眼情况加重

E. 血中性粒细胞＜1.5×10^9/L

3. 44 岁男性，Graves 病病史 11 年，因抗甲状腺药物治疗不规范。病情长期未获满意控制。近 1 个月来出现心慌、气短、多汗而入院检查。诊断为 Graves 病，甲状腺功

能亢进、甲状腺功能亢进性心脏病（房颤）。其心脏病治疗的关键措施是

A. 电转复
B. 大剂量普萘洛尔
C. 卧床休息，镇静剂
D. 毛花苷C治疗
E. 正规的抗甲状腺药物治疗控制甲状腺功能亢进

4. 女性，40岁，发现颈部肿大6年，近半年来常感心悸、多汗、食量加大。检查：无突眼，甲状腺Ⅱ度肿大、结节状，脉搏116次/分，心、肺、腹无异常发现，其诊断可能是

A. 结节性甲状腺肿
B. 原发性甲状腺功能亢进
C. 继发性甲状腺功能亢进
D. 高功能甲状腺腺瘤
E. 甲状腺腺癌

5. 硫脲类抗甲状腺药可引起的严重不良反应是

A. 黏液性水肿
B. 心动过缓
C. 粒细胞缺乏症
D. 低蛋白血症
E. 再生障碍性贫血

6. 甲状腺功能亢进时，腹泻的主要发生机制是

A. 肠蠕动增强
B. 肠内容物渗透压增高
C. 肠腔内渗出物增加
D. 肠液分泌增多
E. VIP的作用

7. 诊断Graves病最有价值的体征是

A. 皮肤湿润多汗、手颤
B. 阵发性心房颤动
C. 甲状腺肿大伴震颤和血管杂音
D. 收缩压升高，舒张压降低，脉压增大
E. 窦性心动过速

8. 诊断自主性功能亢进性甲状腺腺瘤最佳的甲状腺检查是

A. B超
B. 放射性核素扫描
C. CT
D. ^{131}I摄取率
E. MRI

9. 下列指标中用于鉴别原发性与继发性甲状腺功能减退症的是

A. TSH
B. TT_3
C. TT_4
D. FT_3
E. FT_4

10. 男性，30岁，患甲状腺功能亢进症。突然出现双下肢不能动。检查：双下肢膝腱反射减退，无肌萎缩。血钾测定2.3mmol/L，你认为最可能的诊断是

A. 慢性甲亢性肌病
B. 周期性瘫痪
C. 周围神经炎
D. 重症肌无力
E. 癔症

11. 女性，22岁，心慌、多汗、低热1周。查体：甲状腺左叶肿大、触痛、质硬。血FT_3、FT_4升高，红细胞沉降率80mm/h，应首先考虑

A. 甲状腺左叶出血
B. 自主性功能亢进性甲状腺腺瘤
C. Graves病
D. 亚急性甲状腺炎
E. 桥本甲状腺炎

12. 原发性甲状腺功能减退症最早出现异常的是

A. 血 TSH
B. 血总 T_3
C. 血游离 T_3
D. 血总 T_4
E. 血游离 T_4

13. Graves 病最重要的体征是

A. 皮肤湿润多汗，手颤
B. 眼裂增大，眼球突出
C. 弥漫性甲状腺肿大伴血管杂音
D. 收缩压升高，舒张压降低
E. 心脏扩大，心律不齐

14. 女性，16 岁，心慌、多汗、手颤 2 个月。无明显突眼，甲状腺Ⅰ度弥漫性肿大。血游离 T_3、T_4 增高，TSH 降低。肝、肾功能正常，血 WBC 6.8×10^9/L。诊为甲亢。既往无甲亢病史。治疗应选择

A. 核素 ^{131}I 治疗
B. 甲状腺部分切除术
C. 抗甲状腺药物治疗
D. 抗甲状腺药物治疗后手术治疗
E. 抗甲状腺药物治疗后核素 ^{131}I 治疗

15. 对于甲亢性心脏病的老年患者，甲状腺功能亢进症的根治首选

A. 复方碘溶液
B. 大剂量普萘洛尔
C. 抗甲状腺药物
D. 核素 ^{131}I 治疗
E. 立即行甲状腺手术

16. 女性，28 岁，21 岁时因心慌、怕热、多汗、消瘦就诊，确诊 Graves 病，甲巯咪唑规范治疗 2 年。25 岁时甲亢复发。再次予甲巯咪唑治疗，2 个月后甲状腺功能正常，继续治疗一年半停药。最近 2 个月甲亢的症状、体征再现，查血 T_3、T_4 及 TSH 确认为甲亢第 2 次复发。患者结婚 5 年，尚未生育，希望治疗甲亢后怀孕，其甲亢的治疗可予

A. 大剂量碘剂
B. 再次甲巯咪唑治疗，疗程延长至 3～4 年
C. 用甲巯咪唑，甲功正常后加用 ^{131}I 治疗
D. 用甲巯咪唑，甲功正常后行甲状腺大部切除手术
E. 直接行甲状腺大部切除术

17. 男性，28 岁，心慌、怕热、多汗、消瘦、易饿 4 个月，甲状腺弥漫性Ⅰ度肿大，血 TSH 降低、T_3 和 T_4 增高，诊为甲亢。甲巯咪唑每天 30mg，20 天后血白细胞 2.2×10^9/L，中性粒细胞 1.0×10^9/L。甲亢的下一步治疗宜选用

A. 甲巯咪唑剂量减半再用
B. 甲巯咪唑与升白细胞药合用
C. 改用丙硫氧嘧啶
D. 核素 ^{131}I 治疗
E. 白细胞恢复正常后立即手术治疗

18. 女性，44 岁，健康体检发现甲状腺肿大就诊，查体甲状腺对称性Ⅱ度肿大，表面不平，中等硬度，无触痛，无血管杂音，心率 78 次/分。拟诊慢性淋巴性甲状腺炎，有助于确诊的首选检查是

A. TSH、FT_3、FT_4
B. 抗甲状腺抗体
C. 甲状腺 B 超声
D. 甲状腺吸 ^{131}I 率
E. 甲状腺 CT

19. 造成先天性甲状腺功能低下的最主要原因是
A. 碘缺乏
B. 甲状腺不发育或发育不全
C. 甲状腺合成过程中酶的缺乏
D. 促甲状腺激素缺乏
E. 甲状腺或靶器官反应性低下
20. 早期确诊甲状腺功能减低症的实验室检查是
A. 甲状腺抗体的测定
B. TRH 兴奋实验
C. 血清 T_3、T_4、TSH 测定
D. 甲状腺扫描
E. 骨龄测定

B 型题

(21～23 题共用题干)

男性，35 岁，消瘦、乏力、怕热、手颤 2 个月，夜间突然出现双下肢软瘫。急诊查体：神志清楚，血压 140/80mmHg，心率 108 次/分，心律齐，甲状腺轻度增大、无血管杂音。

21. 导致病人双下肢软瘫的直接原因可能是
A. 脑栓塞
B. 运动神经元病
C. 重症肌无力
D. 呼吸性碱中毒
E. 血钾异常
22. 为明确诊断，应首先进行的检查项目是
A. 头颅 CT、血糖测定
B. 肌电图及血电解质测定
C. 胸部 CT 及血抗乙酰胆碱受体抗体测定
D. 血气分析及血电解质测定
E. 血电解质测定及甲状腺功能测定
23. 对此病人的急诊处理应予
A. 螺内酯治疗
B. 纠正电解质紊乱
C. 静脉滴注氯化钾及胰岛素
D. 溴吡斯的明和糖皮质激素治疗
E. 脱水降颅压治疗

(24～26 题共用题干)

女性，35 岁，颈前区肿块 10 年，近年来易出汗、心悸，渐感呼吸困难。体检：晨起心率 104 次/分，BP 120/60mmHg；无突眼，甲状腺Ⅲ度肿大，结节状，心电图示：窦性心律不齐。

24. 初步诊断最可能是
A. 原发性甲亢
B. 单纯性甲状腺肿
C. 继发性甲亢
D. 桥本甲状腺炎
E. 亚急性甲状腺炎
25. 确诊的主要根据是
A. 颈部 CT
B. 血 T_3、T_4 值
C. 甲状腺 B 超
D. 颈部 X 线检查
E. MRI
26. 最佳治疗方法是
A. 内科药物治疗
B. 甲状腺大部切除术
C. 甲状腺全切术
D. 同位素治疗

E. 外放射治疗

学习任务二　糖尿病

【考纲要求】

1. 糖尿病的分类、临床表现、诊断和分型。
2. 糖尿病酮症酸中毒和高渗性非酮症性糖尿病昏迷、糖尿病慢性并发症。
3. 糖尿病综合治疗原则、口服降血糖药物治疗、胰岛素治疗，糖尿病的筛选和预防。

【考点纵览及知识点】

1. 糖尿病主要分两型，典型表现为“三多一少”。美国糖尿病协会（ADA）提出新的诊断和分类的建议。

2. 1 型糖尿病和 2 型糖尿病的发病机制。妊娠期糖尿病的特点。糖尿病的各种临床表现特点。1997 年 7 月美国糖尿病协会（ADA）提出新的诊断标准。

3. 常见的糖尿病急性并发症　①诱因；②临床表现；③治疗：急性并发症的抢救措施。

4. 糖尿病的慢性并发症　糖尿病肾病（分为五期）、糖尿病性神经病变、糖尿病性视网膜病变、糖尿病足。

5. 综合治疗原则　口服降血糖药的种类、适应证和禁忌证。胰岛素治疗的适应证。各种胰岛素制剂的作用。胰岛素的不良反应。

【习题训练】

A 型题

1. 关于糖尿病的胰岛素治疗，正确的是
   A. 肥胖的糖尿病人较适宜于胰岛素治疗
   B. 1 型糖尿病人可不用胰岛素治疗
   C. 清晨高血糖而半夜有饥饿感、出冷汗的糖尿病人应增加胰岛素剂量
   D. 因感染发热而厌食的糖尿病人应将胰岛素剂量加倍
   E. 经一段时间的胰岛素治疗后，可产生胰岛素抗体
2. 有关高渗性非酮症性糖尿病昏迷的论述，正确的是
   A. 多见于 1 型糖尿病　　B. 一定有重症糖尿病病史
   C. 常有明显酸中毒　　D. 治疗必须用低渗盐水
   E. 多见于老年轻型糖尿病
3. 男性，66 岁，昏迷 1 天入院，既往无糖尿病史。BP 160/85mmHg，血糖 38.9mmol/L，血钠 150mmol/L，血 pH 7.35，血酮体弱阳性，可能的诊断是
   A. 糖尿病酮症酸中毒昏迷　　B. 饥饿性酮症酸中毒
   C. 高渗性非酮症性糖尿病昏迷　　D. 乳酸性酸中毒
   E. 脑血管意外
4. 女性，55 岁，体重 76kg，身高 160cm。因多饮，多尿确诊为 2 型糖尿病。经饮食治疗和运动锻炼，2 个月后空腹血糖为 8.8mmol/L，餐后 2 小时血糖 13.0mmol/L。进

一步治疗应选择

A. 加磺脲类降血糖药物
B. 加双胍类降血糖药物
C. 加胰岛素治疗
D. 加口服降血糖药和胰岛素
E. 维持原饮食治疗和运动

5. 男性，40 岁，患糖尿病 10 余年，尿蛋白阴性，近 1 个月感下腹部胀，排尿不畅伴尿失禁。B 超声显示：膀胱扩大，尿潴留。其原因应考虑

A. 糖尿病自主神经病变
B. 糖尿病合并泌尿系感染
C. 糖尿病合并慢性前列腺炎
D. 糖尿病肾病
E. 糖尿病合并泌尿系结石

6. 糖尿病的诊断是糖尿病症状加上随机血糖

A. ≥7.1 mmol/L
B. ≥ 9.1mmol/L
C. ≥10.1mmol/L
D. ≥11.1mmol/L
E. ≥12.1mmol/L

7. 诊断早期糖尿病肾病较有意义的检查是

A. 尿常规检查
B. 尿微量白蛋白测定
C. 尿渗透压测定
D. 双肾 B 超
E. 肌酐清除率

8. 女性，31 岁，妊娠 5 个月。发现尿糖（+），口服葡萄糖耐量试验结果：空腹血糖 6.6mmol/L，2 小时血糖 10.6mmol/L。既往无糖尿病史。最可能的诊断是

A. 肾性糖尿
B. 糖尿病合并妊娠
C. 妊娠期糖尿病
D. 继发性糖尿病
E. 其他特殊类型糖尿病

9. 糖尿病患者胰岛素治疗最主要的不良反应是

A. 注射处红肿疼痛
B. 注射处脂肪萎缩
C. 发生低血糖
D. 荨麻疹样皮疹
E. 过敏性休克

10. 2 型糖尿病的特点是

A. 都有“三多一少”表现
B. 患者的体型均较肥胖
C. 患者的空腹血糖都增高
D. 空腹尿糖均呈阳性
E. 少数以酮症酸中毒为首发表现

11. 磺酰脲类药物可用于治疗

A. 糖尿病合并高热
B. 胰岛功能尚存的非胰岛素依赖型糖尿病
C. 糖尿病并发酮症酸中毒
D. 胰岛素依赖型糖尿病
E. 重症糖尿病

12. 男性，45 岁，身高 171cm，体重 85kg，口服葡萄糖耐量试验血糖结果：空腹 6.7mmol/L，1 小时：9.8mmol/L，2 小时：7.0mmol/L。结果符合

A. 正常曲线
B. 空腹血糖受损
C. 糖耐量减低
D. 1 型糖尿病

E. 2 型糖尿病

13. 男性，35 岁，3 年来多次昏迷，多在饭前发作，发作前伴恐惧感及心悸、出汗。发病以来食欲好，体重增加。但记忆力差，患者发觉昏迷发作前及时进食可预防或缩短昏迷时间。应考虑

A. 胃泌素瘤　　B. 癫痫

C. 脑血管疾病　　D. 心血管疾病

E. 胰岛素瘤

（14～16 题共用题干）

男性，40 岁，因乏力、间歇头晕 3 个月就诊，伴肢端麻木，无多尿、口渴。体检：身高 165cm，体重 75kg，BP：18.7/12.3kPa（140/92mmHg），心肺无异常，双膝反射减弱，化验空腹血糖（FPG）6.5mmol/L（117mg/dl），餐后 2 小时血糖（2HPG）12mmol/L（216mg/dl）。

14. 为明确诊断，下一次最需要做的检查是

A. 心电图，以确定有无冠心病　　B. 头部 CT，以确定有无脑梗死

C. 肾功能　　D. 再验血糖，或考虑做 OGTT

E. 检查下肢神经传导速度

15. 本病例最适宜用的药物是

A. 甲苯磺丁脲　　B. 格列本脲

C. 格列喹酮　　D. 二甲双胍

E. 卡托普利

16. 半个月后，病人来复诊，并诉说曾到附近诊所诊治，每日加用格列本脲 2.5mg。服药后常有心跳、出汗，四肢无力，复查空腹血糖为 7.2mmol/L（130mg/dl），餐后血糖 11.1mmol/L。下一步最适宜的处理措施是

A. 加用另一种降血糖药物　　B. 加大用药剂量至每日 5mg

C. 停药观察　　D. 改用胰岛素

E. 停用格列本脲，改用拜糖平或二甲双胍治疗

（17～19 共用题干）

男性，20 岁，神志不清 2 小时入院，既往患 1 型糖尿病 5 年，长期皮下注射胰岛素，近 3 天因腹泻而停用。体检：血压 70/50mmHg，皮肤中度失水征，呼吸深大，有烂苹果味，心率 130 次/分。

17. 最可能的诊断是

A. 高渗性非酮症性糖尿病昏迷　　B. 糖尿病酮症酸中毒

C. 糖尿病乳酸性酸中毒　　D. 低血糖昏迷

E. 感染性休克

18. 与诊断最无关的检查是

A. 血气分析　　B. 血电解质测定

C. 血糖　　D. 尿糖、尿酮

E. 血培养

19. 需立即采取的治疗措施是

A. 静脉滴注5%碳酸氢钠
B. 纠正电解质紊乱
C. 补液并恢复皮下注射胰岛素
D. 补液并加用有效的抗生素
E. 补液同时静脉滴注胰岛素

(20～22题共用题干)

女性，48岁，近1个月感口渴，饮水量增至每天2000ml。身高156cm，体重71kg，空腹血糖180mg/dl (10.0mmol/L)，餐后血糖252mg/dl (14.0mmol/L)，系初次发现血糖高，既往无糖尿病病史。

20. 给患者的治疗建议是
A. 饮食及运动治疗
B. 双胍类降血糖药
C. 磺脲类降血糖药
D. α-葡萄糖苷酶抑制剂
E. 胰岛素

21. 按以上建议治疗3个月后，患者空腹血糖163mg/dl，餐后血糖225mg/dl，进一步治疗建议给予
A. 氯磺丙脲
B. 格列齐特
C. 二甲双胍
D. 阿卡波糖
E. 胰岛素

22. 4年后，该患者被发现有浸润型肺结核，降血糖治疗方案宜
A. 原降血糖药增加剂量
B. 改用降血糖作用更强的口服降血糖药
C. 增加一种口服降血糖药
D. 双胍类、磺脲类、α-葡萄糖苷酶抑制剂联合使用
E. 予胰岛素治疗

(23～25题共用题干)

女性，38岁，糖尿病12年，每日皮下注射混合胰岛素治疗，早餐前30U，晚餐前24U，每日进餐规律，主食量300g。近来查空腹血糖7.6～9.0mmol/L，餐后血糖12.5mmol/L。

23. 为确定空腹高血糖的原因最有意义的检查是
A. 多次测定空腹血糖
B. 多次测定餐后血糖
C. 测定糖化血红蛋白
D. 夜间血糖监测
E. 口服葡萄糖耐量试验

24. 较为合适的处理是
A. 调整进餐量
B. 胰岛素调整剂量
C. 加磺脲类降糖药物
D. 加双胍类降糖药物
E. 改用口服降糖药

25. 属于糖尿病微血管病变的是
A. 脑血管意外
B. 冠心病
C. 糖尿病肾病
D. 肾动脉狭窄
E. 下肢坏疽

内分泌及代谢疾病综合习题

1. 垂体功能减退症最早出现的靶腺功能减退是
   A. 肾上腺皮质功能减退
   B. 性腺功能减退
   C. 甲状腺功能减退
   D. 肾上腺与甲状腺功能减退
   E. 甲状腺与性腺功能减退
2. 关于腺垂体功能减退症患者的治疗，下列哪项不正确
   A. 给予左甲状腺素 50～150μg/d
   B. 给予泼尼松 5.0～7.5mg/d
   C. 性激素替代，可用人工月经周期
   D. 感染时糖皮质激素用量可适当加大
   E. 可放心使用镇静安眠药
3. 下列哪项对诊断腺垂体功能减退症无意义
   A. 甲状旁腺素测定
   B. 甲状腺素测定
   C. 性腺激素测定
   D. 皮质醇测定
   E. 泌乳素测定
4. 可引起继发性腺垂体功能减退症的是
   A. 垂体大腺瘤
   B. Sheehan 综合征
   C. 真菌性垂体脓肿
   D. 垂体卒中
   E. 外伤性垂体柄断裂
5. Graves 病患者最具有诊断意义的体征是
   A. 皮肤湿润、多汗、手颤
   B. 眼裂增大，眼球突出
   C. 弥漫性甲状腺肿大伴血管杂音
   D. 心脏扩大，心律不齐
   E. 收缩压升高，脉压增大
6. 腺垂体功能减退症最常见的病因是
   A. 颅内感染
   B. 颅脑外伤
   C. 产后大出血
   D. 垂体或邻近的肿瘤
   E. 下丘脑病变
7. 甲状腺危象时，应首先选用的药物是
   A. 普萘洛尔
   B. 甲硫氧嘧啶
   C. 丙基硫氧嘧啶
   D. 碘化钠静脉滴注
   E. 氢化可的松静脉滴注
8. 女性，17 岁，颈部增粗 1 年余，无疼痛，无甲状腺功能亢进症或甲状腺功能减退症的症状。甲状腺弥漫性肿大Ⅰ～Ⅱ度。血清检查 T_4 90mmol/L（正常 65～169 mmol/L），T_3 1.9mmol/L（正常 1.1～3.1 mmol/L），TSH 3μIU/L（正常 0.6～4μIU/ml）。对该患者采取以下哪条措施最适当
   A. 放射性碘
   B. 次全甲状腺切除
   C. 甲状腺素片
   D. 碘滴剂 3 滴，每日 3 次
   E. 暂不治疗
9. Graves 病甲状腺功能亢进时最早出现异常的是
   A. FT_3　B. FT_4　C. TT_3　D. TT_4　E. TSH

10. 以下哪项**不符合**甲亢的临床表现
A. 易发生窦性心律失常　B. 可发生低钾性麻痹
C. 活动时心率加快，休息则心率正常　D. 可伴有肌病
E. 老年患者可不出现高代谢症候群
11. 抗甲状腺药物丙硫氧嘧啶、甲巯咪唑最严重的不良反应是
A. 永久性甲低　B. 药疹
C. 胃肠道反应　D. 肝功能损害
E. 粒细胞缺乏
12. 男性，50 岁。半年前体检发现 2 型糖尿病，无口渴、多尿症状，身高 165cm，体重 66kg。坚持饮食控制及运动锻炼，近 3 个月空腹血糖 5.0～6.0mmol/L（90～108mg/dl），餐后血糖 10.0～13.0mmol/L（180～234mg/dl），拟加用
A. 双胍类降糖药　B. 磺脲类降糖药
C. α-葡萄糖苷酶抑制剂　D. 短效胰岛素
E. 中效胰岛素
13. 2 型糖尿病的基础治疗措施是
A. 饮食治疗　B. 胰岛素治疗
C. 双胍类降糖药　D. 磺脲类降糖药
E. 噻唑烷二酮类降糖药
14. 男性，68 岁，近 2 周来多饮、多尿，食欲减退，精神差，软弱无力。今晨被发现神志不清而就诊。血压 80/60mmHg，血糖 38.1mmol/L，尿糖（++++），尿酮体（±）。最可能的诊断是
A. 脑出血　B. 脑血栓形成
C. 糖尿病酮症酸中毒昏迷　D. 乳酸性酸中毒昏迷
E. 非酮症高渗性糖尿病昏迷
15. 关于 2 型糖尿病，正确的说法是
A. 应有“三多一少”的症状　B. 尿糖阳性
C. 胰岛素水平低于正常　D. 空腹血糖应升高
E. 糖耐量试验有助于可疑病例的诊断
16. 关于胰岛素的使用，下列**不正确**的是
A. 适用于所有 1 型糖尿病　B. 适用于有急性代谢紊乱的糖尿病
C. 适用于新近诊断的 2 型糖尿病　D. 适用于妊娠糖尿病
E. 适用于合并严重并发症的糖尿病
17. 2 型糖尿病最常见致死的并发症是
A. 心血管病变　B. 非酮症高渗性糖尿病昏迷
C. 并发感染致败血症　D. 酮症酸中毒昏迷
E. 电解质紊乱
18. 糖尿病酮症酸中毒抢救的主要措施是
A. 补液　B. 抗感染
C. 补生理盐水+胰岛素　D. 补碱性液
E. 纠正电解质紊乱

19. 下列均为糖尿病酮症酸中毒的常见诱因，除了

A. 呕吐

B. 感染

C. 胰岛素治疗中断

D. 创伤

E. 妊娠

B 型题

（20～22 题共用备选答案）

A. 不经肝代谢

B. 95％的代谢产物在胆汁中排出

C. 易出现乳酸酸中毒

D. 作用时间超过 24 小时

E. 有调节凝血机制的作用

20. 美吡达（格列吡嗪）

21. 糖适平（格列喹酮）

22. 降糖灵（苯乙双胍）

风湿性疾病学习情境

学习任务一　类风湿关节炎

【考纲要求】

类风湿关节炎的病因和发病机制、临床表现、诊断标准和鉴别诊断、治疗。

【考点纵览及知识点】

1. 类风湿关节炎是一种炎症性、进行性、对称性和破坏性的关节疾病。症状为关节疼痛、肿胀、活动困难及发僵，长久不愈的晚期症状则为关节畸形和强直，导致终身残废。

2. 病理改变　关节滑膜异常增生形成绒毛状突入关节腔，对关节软骨、软骨下骨、韧带、肌腱等组织进行侵蚀，引起关节软骨、骨和关节囊破坏，最终关节畸形和功能丧失。

3. 临床表现　多是小关节对称性疼痛，有晨僵，关节压痛，关节肿胀，关节畸形等。

4. 诊断　晨僵至少1小时；3个或3个以上关节肿；腕、掌指关节或近端指间关节肿；对称性关节肿（以上4条均须持续6周或6周以上）；类风湿结节；手的X线改变；类风湿因子阳性。以上7条标准中只要具备4条或4条以上，即可诊断为类风湿关节炎。

5. 治疗　休息与营养、抗风湿药、非甾体抗炎药及糖皮质激素等。

【习题训练】

A型题

1. 按诊断标准，下列哪项不是诊断类风湿关节炎的必备关节表现
   A. 关节肿痛≥6周　　B. 对称性关节肿
   C. 腕、掌指、指间关节肿　　D. 关节畸形
   E. 晨僵
2. 使用非甾体抗炎药治疗类风湿关节炎时，为预防其胃肠道副作用，常合用
   A. 钙剂　　B. 维生素K
   C. H_2受体拮抗剂　　D. 碱性药
   E. 阿莫西林
3. 除了关节肿痛之外，对类风湿关节炎的诊断最有意义的临床表现是
   A. 肘膝部肌腱附着端痛与足跟、脚掌痛
   B. 关节隆起与受压部位有无痛性皮下结节
   C. 小腿发现紫红色痛性皮下结节
   D. 弥漫性肺间质改变伴肺内结节
   E. 双侧渗出性胸腔积液，其糖定量正常
4. 女性，50岁，反复低热1年，伴四肢大小关节肿痛。查血WBC 8.0×10^9/L，Hb 100g/L，ANA（－），RF（＋）。经多种抗生素正规治疗无效，可能的诊断是

A. 风湿性关节炎
B. 系统性红斑狼疮
C. 骨关节炎
D. 类风湿关节炎
E. 结核杆菌感染引起的关节炎

5. 女性，48 岁，发热伴对称性多关节肿痛，晨僵 3 个月，查 ANA 低滴度阳性，RF（+），IgG 和补体升高，最可能的诊断是

A. 多肌炎
B. 系统性红斑狼疮
C. 类风湿关节炎
D. 干燥综合征
E. 混合性结缔组织病

B 型题

（6～7 共用题干）

女性，40 岁，反复手关节痛 1 年，曾诊断为类风湿关节炎，间断使用理疗和非甾体抗炎药，症状有缓解。近 1 个月来低热，关节痛加重。肘后出现多个皮下结节，检查 ESR 40mm/h，心脏彩超发现少量心包积液。考虑为类风湿关节炎活动。

6. 对疾病活动诊断最有意义的检查是

A. C 反应蛋白
B. 心包积液病理检查
C. 类风湿因子滴度
D. 关节影像学
E. 补体

7. 最适宜的治疗措施是

A. 维持原治疗方案
B. 改用糖皮质激素
C. 加用青霉素
D. 选用慢作用抗风湿药
E. 应用糖皮质激素加慢作用抗风湿药

学习任务二　系统性红斑狼疮

【考纲要求】

系统性红斑狼疮的病因、发病机制、临床表现、免疫学检查、诊断标准和鉴别诊断、治疗。

【考点纵览及知识点】

1. 系统性红斑狼疮的病因目前尚不明了，但普遍认为是环境作用于一定遗传背景的机体，包括性激素作用的结果。

2. 发病机制　致病性自身抗体：DNA 抗体、抗血小板抗体、抗红细胞抗体、抗磷脂抗体、抗核糖抗体。致病性免疫复合物，T 细胞与 NK 细胞的功能失调。

3. 临床表现有全身症状如乏力、体重减轻、发热等。关节痛是最常见的症状。皮肤、黏膜的改变，心血管、呼吸、神经、消化系统受损的表现。

4. 治疗原则　个体化、权衡风险/效果比率，目的是保障重要脏器功能，争取好的转归。按病情需要选用药物：糖皮质激素、免疫抑制剂［环磷酰胺、硫唑嘌呤、环孢素、麦考酚吗乙酯（MMF）、羟氯喹、雷公藤总甙等］。

【习题训练】

A 型题

1. 在系统性红斑狼疮的下列临床表现中，具特异性的是

A. 育龄女性多发　　B. 皮肤、黏膜与关节表现
C. 肾炎　　D. 浆膜炎
E. 贫血

2. 对系统性红斑狼疮的诊断常用而有价值的病理检查是

A. 肾穿刺　　B. 骨髓穿刺
C. 肺穿刺　　D. 淋巴结活检
E. 皮肤狼疮带试验

3. 诊断系统性红斑狼疮最具有标记性意义的抗体是

A. 抗 RNP　　B. 抗双链 DNA
C. 抗 Scl－70　　D. 抗 Sm
E. 抗 Jo－1

4. 女性，32 岁，双腕和膝关节疼痛，伴高热 2 个月。曾有癫痛样发作 1 次。心脏超声检查示中等量心包积液，X 线胸片示右侧少量胸腔积液。血常规检查：Hb、WBC 和血小板下降。尿蛋白（＋＋＋），多种抗生素治疗无效，最可能的诊断是

A. 肾小球肾炎急性发作　　B. 恶性肿瘤颅内转移
C. 系统性红斑狼疮　　D. 结核性胸膜炎和心包炎
E. 再生障碍性贫血

5. 女性，38 岁，四肢无力，双下肢水肿及皮下出血点 2 个月，有光过敏。查尿蛋白（＋＋），红细胞（＋＋），ANA（＋）。最大可能的诊断是

A. 多发性肌炎　　B. 系统性红斑狼疮
C. 急性肾小球肾炎　　D. 慢性肾小球肾炎
E. 过敏性紫癜

B 型题

（6～8 题共用题干）

女性，30 岁，近 2 个月中度发热，全身肌痛，四肢关节肿痛，口腔溃疡。尿常规示红细胞（＋），蛋白（＋＋）。

6. 免疫学检查最可能出现的抗体是

A. 抗核抗体　　B. 抗 Jo－1 抗体
C. 抗 Scl－70 抗体　　D. 类风湿因子
E. 抗中性粒细胞胞浆抗体

7. 最可能的诊断是

A. 类风湿关节炎　　B. 败血症
C. 皮肌炎　　D. 系统性红斑狼疮
E. 急性肾小球肾炎

8. 为缓解病情，首选的药物是

A. 抗生素　　B. 糖皮质激素

C. 非甾体抗炎药　　D. 镇痛药
E. 抗疟药

（9～10 题共用题干）

女性，32 岁，发热、多关节疼痛、双侧胸腔积液、尿蛋白（+）半年，实验室检查发现 ANA（+），抗 SSA（+），抗 Sm（+）。

9. 最可能的诊断是
A. 原发性干燥综合征　　B. 系统性红斑狼疮
C. 原发性血管炎　　D. 类风湿关节炎
E. 结核性胸膜炎

10. 首选的治疗药物是
A. 非甾体抗炎药　　B. 镇痛剂，如对乙酰氨基酚
C. 小剂量糖皮质激素　　D. 免疫抑制剂
E. 糖皮质激素联合免疫抑制剂

风湿性疾病综合习题

A 型题

1. 对系统性红斑狼疮的诊断最特异的检查项目是
A. 狼疮细胞　　B. 抗核抗体
C. 类风湿因子　　D. 抗 Sm 抗体
E. 抗双链 DNA 抗体

2. 一类风湿关节炎患者，病程持续 1 年余，有对称性多关节肿痛，未经治疗，血、尿、便常规及肝肾功能检查正常，首选方案是
A. 一种 NSAIDs（非甾体抗炎药）　　B. 两种 NSAIDs 联合使用
C. 慢作用药　　D. 慢作用药加 NSAIDs
E. 慢作用药加糖皮质激素

3. 女性，30 岁。低热伴关节肿痛 3 个月，轻度贫血，抗核抗体（+），抗双链 DNA 抗体（+），疑诊为系统性红斑狼疮，治疗首选的药物是
A. 非甾体抗炎药　　B. 糖皮质激素
C. 免疫抑制剂　　D. 抗生素
E. 柳氮磺胺吡啶

4. 类风湿关节炎最先受累的部位是
A. 近端指间关节　　B. 远端指间关节
C. 掌指关节　　D. 腕掌关节
E. 腕关节

5. 系统性红斑狼疮的诊断标准**不包括**
A. 抗双链 DNA 抗体阳性　　B. 抗核抗体阳性
C. 抗 Sm 抗体阳性　　D. 补体增高
E. 蛋白尿、管型尿或血尿

6. 类风湿关节炎最常累及的关节是

A. 髋关节　B. 肘关节
C. 膝关节　D. 肩关节
E. 四肢小关节

7. 女性，23 岁，3 周来发热，四肢关节酸痛，无皮疹，胸透胸腔（双侧）少量积液，体检：体温 38.5℃，心率 118 次/分，两下肺叩诊浊音，呼吸音减弱，肝、脾均未触及，两手掌指关节及膝关节轻度肿胀，血红蛋白 100g/L，白细胞 3×10^9/L，血小板 5×10^9/L，尿蛋白（++）。最可能的诊断是

A. 类风湿关节炎　B. 系统性红斑狼疮
C. 结核性胸膜炎　D. 病毒感染
E. 再生障碍性贫血

8. 女性，20 岁，系统性红斑狼疮患者，已诊断狼疮肾炎，尿蛋白持续（++），足量糖皮质激素治疗 4 周无效，应

A. 加大激素用量　B. 改用雷公藤
C. 加抗疟药　D. 加用免疫抑制剂
E. 加利尿剂

9. 与系统性红斑狼疮发病无关的因素是

A. 环境因素　B. 遗传因素
C. 性激素　D. 胰岛素
E. 生物因素

10. SLE 最常累及的组织是

A. 肺　B. 肾
C. 心脏　D. 脑
E. 肝

11. 类风湿关节炎中，最先受累的关节组织是

A. 骨组织　B. 软骨组织
C. 滑膜组织　D. 韧带
E. 关节囊

12. 女性，50 岁，掌指和腕关节反复肿痛 2 年余，近 1 个月病情加重，晨起时出现关节僵硬，活动后可缓解。首先考虑的诊断是

A. 风湿性关节炎　B. 类风湿关节炎
C. 强直性脊柱炎　D. 骨关节炎
E. 痛风

13. 非甾体抗炎药的副作用发生率最高的是

A. 白细胞减少　B. 肝功能损害
C. 胃肠道反应　D. 肾功能损害
E. 过敏反应

14. 男性，27 岁，日晒后暴露皮肤出现皮疹，对称性关节痛，查血小板下降，尿蛋白阳性，血 ANA（+），最可能的诊断是

A. 日光性皮炎　B. 剥脱性皮炎

C. 系统性红斑狼疮　　D. 类风湿关节炎
E. 干燥综合征

15. 下列哪项不是我国风湿病学会诊断 SLE 的标准
A. 颜面红斑，非畸形关节炎　　B. 多发性浆膜炎
C. 肾脏病变——蛋白尿　　D. 抗双链 DNA 抗体阳性
E. 红细胞沉降率增快

16. 类风湿关节炎的主要表现是
A. 全身关节肿痛伴发热、皮疹　　B. 游走性大关节肿痛
C. 对称性小关节肿痛伴晨僵　　D. 腰骶痛伴晨僵
E. 多关节肿痛伴四肢末梢感觉障碍

17. 除有关节肿痛伴晨僵外，对类风湿关节炎诊断最有意义的表现是
A. 枕后痛性皮下结节
B. 关节隆突部及受压部位有无痛性皮下结节
C. 双侧胸腔积液
D. 足跟肌腱附着端及足底痛
E. 腰椎脊髓受压致双下肢感觉异常

18. 系统性红斑狼疮患者的典型皮肤损害为
A. 面部蝶形红斑　　B. 结节性红斑
C. 环形红斑　　D. 多形性红斑
E. 网状青斑

19. 女性，26 岁。双腕、双踝关节痛伴高热 1 个月。近 1 周来心悸、气促，心脏彩超提示中等量心包积液，X 线胸片示右侧少量胸腔积液，血 Hb、WBC 及血小板下降，尿蛋白（++），多种抗生素治疗无效，诊断应考虑
A. 系统性红斑狼疮　　B. 肾小球肾炎急性发作
C. 结核杆菌感染　　D. 再生障碍性贫血
E. 恶性肿瘤

习题参考答案

呼吸系统疾病学习情境

学习任务一 慢性阻塞性肺疾病

1. E　2. E　3. A　4. A　5. D　6. C　7. B　8. E　9. E　10. B
11. E　12. B　13. B　14. A　15. E　16. B　17. D　18. A　19. B

学习任务二 肺源性心脏病

1. E　2. B　3. B　4. A　5. C　6. E　7. C　8. B　9. C　10. A
11. A　12. A　13. C　14. D　15. E

学习任务三 支气管哮喘

1. B　2. C　3. C　4. D　5. D　6. B　7. C　8. E　9. D　10. D
11. D　12. A　13. B　14. E　15. B　16. D　17. A　18. A　19. C　20. B
21. C　22. A

学习任务四 支气管扩张症

1. D　2. A　3. B　4. A　5. B　6. C

学习任务五 肺 炎

1. D　2. B　3. E　4. B　5. B　6. C　7. C　8. E　9. B　10. B
11. D　12. C　13. A　14. D　15. D　16. B　17. B　18. B　19. B　20. C
21. C　22. D　23. C　24. D　25. C　26. D　27. C　28. D　29. C　30. C
31. D　32. C　33. B　34. D　35. E　36. C

学习任务六 肺脓肿

1. D　2. B　3. C　4. A　5. B　6. D

学习任务七 肺结核

1. D　2. E　3. A　4. B　5. A　6. A　7. E　8. C　9. C　10. E
11. D　12. E　13. B　14. B　15. B　16. E　17. D　18. C　19. B　20. B
21. B　22. B　23. A　24. E

学习任务八 呼吸衰竭

1. D　2. D　3. E　4. C　5. E　6. B　7. C　8. E　9. E　10. B
11. D　12. A　13. C　14. E　15. E　16. C　17. D　18. B　19. A　20. B
21. D　22. A　23. B

呼吸系统疾病综合习题

1. D　2. D　3. A　4. C　5. A　6. B　7. C　8. B　9. B　10. B
11. E　12. C　13. E　14. C　15. C　16. A　17. D　18. E　19. C　20. B

21. E	22. E	23. D	24. B	25. E	26. B	27. B	28. D	29. C	30. A
31. C	32. C	33. B	34. A	35. C	36. D	37. E	38. B	39. C	40. D
41. C	42. E	43. B	44. C	45. C	46. B	47. A	48. C	49. C	50. C
51. C	52. D	53. A	54. D	55. C	56. C	57. A	58. E	59. D	60. A
61. B	62. C	63. E	64. B	65. D	66. C	67. A	68. C	69. A	70. B
71. A	72. E	73. A	74. E	75. C	76. C	77. D	78. E	79. B	

循环系统疾病学习情境

学习任务一 心力衰竭

1. C	2. C	3. E	4. E	5. D	6. B	7. C	8. B	9. D	10. E
11. B	12. B	13. A	14. C	15. D	16. C	17. A			

学习任务二 心律失常

1. B	2. B	3. B	4. B	5. C	6. E	7. B	8. A	9. C	10. B
11. B	12. E	13. C	14. A	15. D	16. A	17. C	18. E	19. A	20. D
21. D	22. C								

学习任务三 高血压

1. B	2. C	3. C	4. C	5. D	6. C	7. B	8. B	9. B	10. A
11. C	12. C	13. E	14. C	15. C	16. B	17. C	18. D	19. E	20. E
21. C	22. D	23. A							

学习任务四 冠状动脉粥样硬化性心脏病

1. E	2. A	3. D	4. B	5. D	6. B	7. B	8. D	9. B	10. A
11. B	12. C	13. D	14. D	15. B	16. D	17. E	18. B	19. C	20. E
21. B	22. B	23. B	24. C	25. D	26. D	27. B	28. C	29. E	30. D
31. B	32. D	33. E	34. B	35. E	36. B	37. D	38. B	39. D	40. C
41. A	42. D	43. D	44. C	45. C	46. A				

学习任务五 心脏瓣膜病

1. A	2. D	3. D	4. E	5. D	6. C	7. D	8. D	9. D	10. E
11. B	12. C	13. B	14. C	15. C	16. B	17. D	18. E	19. B	20. E
21. C	22. D								

学习任务六 感染性心内膜炎

1. B	2. D	3. B	4. E	5. E

学习任务七 心肌疾病

1. D	2. D	3. E	4. D	5. C	6. A	7. B	8. B	9. D	10. C
11. C	12. D	13. D	14. A	15. B	16. C				

学习任务八 心包疾病

1. D	2. C	3. D	4. E	5. D	6. E	7. D

循环系统疾病综合习题

1. A	2. B	3. E	4. D	5. C	6. B	7. D	8. A	9. C	10. E

11. B 12. D 13. C 14. B 15. B 16. D 17. A 18. D 19. C 20. A
21. E 22. D 23. C 24. B 25. B 26. B 27. A 28. D 29. A 30. E
31. E 32. A 33. B 34. C 35. E 36. D 37. D 38. C 39. A 40. D
41. C 42. D 43. E 44. A 45. E 46. C 47. E 48. D 49. C 50. C
51. C 52. D 53. A 54. E 55. D 56. B 57. D 58. E 59. E 60. E
61. D 62. E 63. E 64. A 65. C 66. C 67. B 68. E 69. C 70. B
71. C 72. D 73. D 74. D 75. B 76. B 77. D 78. C 79. E 80. A
81. C 82. C 83. D 84. D 85. B 86. E 87. A 88. E 89. B 90. A
91. C 92. E 93. A 94. D 95. C 96. D 97. E 98. C 99. C 100. A
101. D 102. E 103. E 104. A 105. A 106. B 107. A 108. C

消化系统疾病学习情境

学习任务一 胃 炎

1. D 2. D 3. C 4. D 5. D 6. D 7. B 8. E 9. C 10. E
11. D 12. A 13. A 14. A 15. E 16. A

学习任务二 消化性溃疡

1. E 2. D 3. B 4. B 5. D 6. B 7. A 8. D 9. E 10. D
11. B 12. A 13. A 14. E 15. C 16. D 17. B 18. D 19. D 20. B
21. D 22. C 23. E

学习任务三 肠结核和结核性腹膜炎

1. A 2. D 3. E 4. C 5. D 6. A 7. A 8. C 9. E 10. A
11. D 12. A 13. C 14. B

学习任务四 炎症性肠道疾病

1. D 2. D 3. D 4. A 5. B 6. D 7. E 8. A 9. B 10. C
11. E 12. C 13. E 14. B 15. D 16. D 17. E

学习任务五 肝硬化

1. D 2. A 3. B 4. B 5. B 6. C 7. B 8. C 9. E 10. B
11. B 12. C 13. B 14. C 15. A 16. D 17. A 18. B

学习任务六 肝性脑病

1. B 2. D 3. E 4. D 5. C 6. E 7. C 8. A 9. E 10. C
11. D 12. E 13. B 14. D 15. C

学习任务七 胰腺炎

1. C 2. A 3. E 4. C 5. C 6. D 7. D 8. E 9. B 10. C
11. D 12. D 13. E 14. B

消化系统疾病综合习题

1. A 2. C 3. D 4. E 5. E 6. B 7. B 8. D 9. E 10. A
11. A 12. A 13. D 14. C 15. E 16. D 17. B 18. A 19. B 20. D
21. B 22. A 23. E 24. C 25. C 26. E 27. E 28. D 29. A 30. C

31. D 32. D 33. E 34. B 35. C 36. E 37. B 38. C 39. A 40. D
41. E 42. D 43. C 44. A 45. B

泌尿系统疾病学习情境

学习任务一 急性肾小球肾炎

1. B 2. D 3. C 4. C 5. A 6. B 7. C 8. D 9. B 10. A

学习任务二 慢性肾小球肾炎

1. A 2. B 3. E 4. B

学习任务三 肾病综合征

1. A 2. B 3. B 4. E 5. A 6. D 7. D 8. D 9. D 10. E

学习任务四 尿路感染

1. B 2. D 3. C 4. D 5. E 6. D 7. C 8. B 9. E 10. B
11. A 12. D 13. D 14. B 15. C 16. A

学习任务五 肾功能不全

1. E 2. D 3. E 4. C 5. C 6. B 7. E 8. D 9. D 10. B
11. E 12. A 13. D 14. D 15. D 16. E 17. D 18. C 19. D 20. E
21. D 22. D 23. A

泌尿系统疾病综合习题

1. E 2. E 3. A 4. C 5. A 6. B 7. C 8. A 9. A 10. B
11. E 12. B 13. A 14. B 15. B 16. D 17. C 18. B 19. E 20. D
21. D 22. E 23. D 24. D 25. A 26. C 27. A

血液系统疾病学习情境

学习任务一 白血病

1. E 2. B 3. C 4. D 5. B 6. B 7. B 8. E 9. B 10. D
11. E 12. E 13. C 14. D 15. B 16. D 17. D 18. E 19. A 20. E
21. B 22. E 23. D 24. C 25. E 26. A 27. B 28. C 29. E 30. C
31. B

学习任务二 过敏性紫癜及特发性血小板减少性紫癜

1. C 2. B 3. C 4. B 5. C 6. A 7. B 8. D

血液系统疾病综合习题

1. C 2. E 3. C 4. C 5. D 6. C 7. A 8. B 9. A 10. E
11. B 12. E 13. C 14. D 15. D 16. C 17. E 18. B 19. C 20. E

内分泌及代谢疾病学习情境

总 论

1. A 2. B 3. E 4. B 5. A 6. C 7. E 8. B

学习任务一　甲状腺功能亢进症

1. A　2. E　3. E　4. B　5. C　6. A　7. C　8. B　9. A　10. B
11. D　12. A　13. C　14. C　15. D　16. D　17. E　18. B　19. B　20. E
21. E　22. E　23. B　24. A　25. B　26. C

学习任务二　糖尿病

1. E　2. E　3. C　4. B　5. A　6. D　7. B　8. C　9. C　10. E
11. B　12. B　13. E　14. E　15. D　16. C　17. B　18. E　19. E　20. A
21. C　22. E　23. D　24. B　25. C

内分泌及代谢疾病综合习题

1. B　2. E　3. A　4. E　5. C　6. D　7. C　8. E　9. E　10. C
11. E　12. C　13. A　14. E　15. E　16. C　17. A　18. C　19. A　20. E
21. B　22. C

风湿性疾病学习情境

学习任务一　类风湿关节炎

1. D　2. C　3. B　4. D　5. C　6. C　7. E

学习任务二　系统性红斑狼疮

1. B　2. E　3. D　4. C　5. B　6. A　7. D　8. B　9. B　10. C

风湿性疾病综合习题

1. D　2. D　3. B　4. A　5. D　6. E　7. B　8. D　9. D　10. B
11. C　12. B　13. C　14. C　15. E　16. C　17. B　18. A　19. A